세계 유일 심령과학의 심령의학 영체 치유법
세계 최초 소뇌신경과 뇌신경 심령 치유법

6개월 증상호전 치유비법

발달장애와 틱, 치매는
치유될 수 있다

세계최초 발달장애, 틱, 치매 소뇌신경의 치유법 공표

- 발달장애, 틱, 치매가 분명히 치유되는 치유법 완성!
- 세계최초 유일 S.M.R. 심령영체치유법 창시

본서의 제목을 세계최초 소뇌 신경과 뇌신경 치유법에 의한 "발달장애와 틱, 치매는 치유될 수 있다"로 정하고 나니 지난 수십 년간 여러 가지의 난치 불치병을 치유해 온 일들 때문에 만감이 교차합니다.

본인은 현대의학의 전문 의료인은 아닙니다. 그러나 현대의학의 치료의술인 3차원의 임상의학적인 치료개념과는 완전히 다른 4차원 세계의 특수치료요법으로 현대의학의 치료술로는 불치성 난치병으로 취급되는 발달장애와 틱, 치매 등 뇌신경 질환을 치유해온 지가 어느덧 인생의 말년이 되도록 수십 년이란 세월이 흘러갔습니다.

그간 본인의 저서인 "누가 조상천도를 함부로 하는가?"와 "당신은 정신 신경성 질환에서 해방될 수 있다"에서 밝힌 바와 같이 주로 단순 영적인 개념에 의해서 뇌신경 정신성 질환치유를 하다가 본인의 저서인 "말기암에서 해방될 수 있는 길"과 "혈액암 루게릭 불치 난치병 정복의 길"에서 밝힌 바와 같이 세계 최초의 심령과학의 심령의학 영체치유법이라는 새로운 난치성 질환을 치유할 수 있는 치유비법을 연구 터득하게 되었습니다.

　본인의 희망사항은 평생을 독자적으로 연구 터득한 세계 최초 유일한 심령의학 영체 치유법으로 본인이 죽기 전까지 발달장애와 치매 등 현대의학 치료술로는 완치 치료가 불가능한 난치병을 치유하여 후대에도 심령과학의 심령의학 영체치유법이 계승되었으면 하는 바램입니다.

　아울러 질병과 힘든 생활로 고통 받는 많은 분들이 본인과의 연을 맺어 치유의 기쁨을 누릴 수 있기를 진심으로 기원합니다.

천도원 원장 거사 이탁포

[목차]

3. 치매

책을 시작하기에 앞서 지은이로서 무척 조심스럽고 또한 무한한 책임감을 느낍니다. 세계적으로 현제까지도 발달장애와 치매를 완치시킬 수 있는 현대의학서적이 없으며, 현대의술로 완치 시킨 예도 없다는 것은 주지의 사실입니다. 특히 알츠하이머 치매의 경우 완치된 사례가 단 한건도 없다는 것은 의학계도 인정하고 있습니다. 그럼에도 6개월 내에 증상을 호전시킬 수 있다는 본인의 주장을 의료인과 일반인들이 어떻게 평가를 할까하는 조심스러운 마음 때문입니다.

　아울러 하늘이 무너지는 심정으로 치료에 최선을 다해도 현대 의술로는 완치가 어렵다는 것을 알고 치료를 포기하려는 발달장애아의 부모들에게 만족할 만한 치료를 하여 꼭 도움을 주어야 한다는 막중한 책임감을 느낍니다.

　이처럼 의료인, 의학박사도 아닌 이탁포 본인이 발달장애와 알츠하이머 치매 치료를 위한 세계최초 유일한 심령의학 소뇌 신경치유법을 세상에 공개하고자 하는 것은 본인이 일평생을 바쳐서 연구 완성한 심령의학 영체 치유법으로 반드시 치유되게 해야겠다는 사명감 때문입니다. 이제 세상의 모든 사람들의 불신을 감수하고서라도 본인의 세계 유일 특수한 심령의학 영체 소뇌 신경치유법을 세상에 공개합니다.

심령과학의 심령의학

뇌신경질환 영체치유법

1) 세계최초 발달장애, 틱, 치매 소뇌신경의 치유법 공표

– 발달장애, 틱, 치매가 확실히 치유되는 치유법 완성

 본인은 3차원 세계의 현대과학과는 완전히 다른 4차원 세계인 심령 즉 영혼의 세계를 체계적으로 입증할 수 있는 자연과학적인 분야를 연구하게 되었습니다. 이 자연과학을 심령과학이라고 할 수 있습니다. 현대의학의 병원치료의술이 현대과학에 의한 것이듯 본인은 심령과학의 심령의학 영체 치유술을 세계 최초로 연구 터득하였습니다.

 지금까지 일반적으로 알고 있는 심령치료는 환자의 몸에 귀신 즉 영가가 붙어있다 또는 어느 시대 영가이며 왜 붙어서 환자를 아프게 하는가 하는 원인을 알아내고 영가와 대화하는 정도를 대단한 영적능력을 가진 심령치료라고 알고 있습니다.
 그러나 이러한 일반 무속인도 할 수 있는 기존 심령치료사의 치료와 본인의 심령과학의 심령의학 영체 치유법을 같은 심령치료의 범주로 취급하지만 이 둘은 완전히 다른 치유 요법입니다.

본인이 일평생을 바쳐 연구한 심령과학의 심령의학 치유법에서 이 심령의학의 모태인 심령과학이란 각자가 믿고 있는 종교와는 아무런 관계가 없습니다. 어떤 종교적인 "이슈"와도 관련이 없고 포괄적인 의미의 4차원 세계 즉 광활한 대우주 천상세계인 영혼세계의 현상을 심령현상이라고 하고 이 같은 심령현상과 영계의 여러 현상을 계통적으로 연구 정리하여 그 속에서 일반적인 법칙을 발견해 내어 이를 응용하는 학문이 바로 심령과학이라고 합니다.

이 자연과학계통의 심령과학은 19세기 중엽 미국에서 시작하여 학문적인 체계가 세워지기 시작했고 현재는 미국, 영국, 스웨덴, 독일, 일본 등 많은 나라에서 물리학자, 천문학자 등 저명한 과학자들이 연구하여 현세의 자연과학과 대등하게 체계화되고 있는 실정입니다.

특히 영국의 캠브리지대학은 170년 전인 1851년에 심령학회가 결성되었습니다. 또한 옥스퍼드대학은 심령현상학회가 발족되어 옥스퍼드대학 출신인 생물학자로 잘 알려진 알프레드 럿셀, 위레스 스텔론, 모제스 바아렛트 교수, 유명한 과학자인 윌리엄 쿠룩쿠스 경 등의 저명한 인사들이 협력하여 SPR이라는 심령연구회를 창설했습니다. 물론 캠브리지대학이 주관했으며 유명한 과학자이며 물리학 교수인 레레경, 발포아양 등이 참가하여 지속적으로 활동하였다고 합니다.

일본도 심령과학협회가 창설되어 활발한 활동을 하고 있습니다. 이렇게 미국을 위시한 영국 등 선진국가들에서는 심령협회까지

만들어서 인류의 건강에 도움이 되고자 노력하고 있는데 한국은 심령과학과 심령의학이 전무한 실정입니다.

　이러한 세계적인 인사들을 왜 소개하느냐 하면 심령과학의 심령의학이 치유과정이 일반인들의 눈에 증명이 되지 않기 때문에 단순히 미신적으로 허황된 이론이라고 치부되는데, 이는 사실이 아니라는 것을 증명하기 위함입니다. 모든 것이 형의상학적인 4차원 세계의 심령(영혼)세계의 과학이기 때문에 현대과학처럼 물질적으로 나타내서 증명하지 못한다는 것이 안타까울 따름입니다.
　그래서 이탁포 본인이 세계최초로 독자적으로 S.M.R. 심령의학 영체 치유법을 연구 창시했습니다.

2) S.M.R. 심령 영체 치유법

−세계최초유일 S.M.R. 심령영체치유법 창시

(Soul Medicine Remedy)

이미 120년 전부터 있어 온 심령과학의 심령의학이라면서 "어떻게 이탁포 거사 본인이 세계최초라고 하느냐" 물음이 있을 수 있습니다. 본인이 세계 최초 유일하다고 하는 것은 본인이 단독으로 창시한 S.M.R이라는 심령의학의 영체 치유법 논리가 세계최초이며 유일하다는 것입니다. 세계적인 심령과학의 심령의학에 고대로부터 있어 온 "샤머니즘" 사상을 접목하여 심령의학 영체 치유법을 완성하였습니다. 즉 "S.M.R. 심령 영체 치유법"은 이탁포 본인이 세계에서 유일하게 개발했습니다.

특히 사람의 신체 오장육부와 뇌신경 등 몸 내부를 병원의 MRI, MRA와 같은 아무 장비도 없이 단순 심령으로 투시할 수 있으므로 발달 장애, 치매 등 뇌신경 질환의 머릿속 뇌구조를 직접 투시해서 문제되는 대뇌, 간뇌, 소뇌 등의 뇌신경의 이랑 고랑 등 신경세포의 문제되는 부분을 치유함으로써 실제 발달장애와 틱 장애, 치매 등의 환자들이 분명히 정상적인 치유가 가능합니다. 그리고 가장 문제가 되는 소뇌의 뇌신경을 살리는 특수비법이 있으므로 현대의학에서는 치료 불가한 뇌신경 질환도 반드시 치유 가능합니다.

모든 질환의 발병시초는 현대의학의 MRI, CT 등에서 진단할 수 없는 영체(유체)란 존재입니다. 일반인이나 의학계에서 부정하고 믿기 어렵겠지만 본인이 심령의학 치유법으로 오랫동안 연구한 결과 사람은 누구나 사람의 눈에 보이는 육체와 눈에 보이지 않는 영체(유체)가 합일되어 있다는 사실을 알게 되었습니다. 이 영체(유체)를 특수비법으로 치유하는 도법을 S.M.R. 심령의학 영체 치유 도법이라고 본인이 세계최초로 명명합니다.

이 치유도법으로 발달장애(지적, 자폐성), 틱장애, 치매 등 각종 뇌신경 질환인 불치성 난치병을 반드시 치유할 수 있습니다. 아울러 현대의학 의술로 치료난치인 모든 질환의 병도 해당됩니다.

본인의 희망사항은 현대의학의 임상의학적 치료개념으로는 심령의학을 부정하니 세계적인 심령과학의 관련되는 학자들이나 세계 각국의 심령협회차원에서 본인과 협동해서 발달장애, 치매 등 불치성 난치병이나 소뇌 위축증 등의 각종 불치병 치유에 관해서 활발하게 연구했으면 합니다. 그래서 불치병을 치유함으로써 심령과학의 정당성을 인정받고자 합니다.

현대의학의 발달장애, 틱, 치매 등의 치료술은 증상 악화를 지연시키는 의술이지만 심령의학은 호전치료의술입니다. 개인차의 병세에 따라서 다소 차이는 있지만 3개월에서 6개월이면 호전 치유되는 현상을 볼 수 있습니다. 현대의학 상식으로써는 도저히 이해할 수가 없고 지금까지 의학 의술에 없는 치료법이기 때문에 믿기 어려울 것이라 생각합니다. 물론 심리치료, 음악치료, 미술치료 등은 필요합니다. 그러나 일단 심령의학치료가 완료된 후에 필요한 치료학문입니다.

때문에 심리치료, 음악치료, 미술치료 등으로 발달장애와 틱장애를 꼭 치료 하고자 하는 관련전문가는 필히 심령의학영체 소뇌신경치유법을 먼저 적용한 다음 관련 치료를 행하여야 확실한 치료효과를 볼 수 있습니다.

과학이나 학문은 나날이 발전하고 있습니다. 현재까지의 학문적인 치료의술과 대치되는 논리라고 해서 배타적으로 할 것이 아닙니다. 이래서는 치료과학이 발전될 수 없습니다. 대책 없는 치료의술 때문에 고통 받고 있는 발달장애, 틱장애, 치매 등 불치병 환자와 부모가족들은 어떻게 해야 합니까? 또한 현대의학 치료술로 치료 불가한 각종 불치병 환자는 어떻게 해야 합니까?

현대의학 의술을 연구하는 사람으로써는 반드시 해결해야 할 과제입니다. 현재의 현대의학 의술만으로써는 불치병을 영원히 해결할 수 없을 것입니다. 세계의 모든 의학인들은 현대의학의술이나 민중의학의술 및 대체의학 등의 모든 치료의술을 총 망라해서 새로운 치료의학인 총체적 융합의학으로 반드시 해결해야합니다. 이때 새로운 총체적 융합의학의 주체는 심령과학의 심령의학 영체 치유법이 되어야 합니다.

앞서 말한 바와 같이 심령과학의 학자들도 심령현상을 현대과학이 인정하지 않으니 이론만 내세울 것이 아니고 불치병을 치유하는 것으로 입증해야 합니다.

본인은 지금까지 없던 세계 유일한 심령의학 영체 치유 도법으로써 국내 및 세계 모든 사람들의 불치 난치병을 반드시 해결코자 하오니 본인의 뜻을 헤아려서 불치난치병 환우들이 동참해주시면 성심 성의껏 최선을 다해서 도와드리겠습니다.

본인은 평생을 바쳐 심령과학을 난치불치병의 치유의학화 하는 치유비법을 터득하여 발달장애, 틱, 치매 등 현대의학 치료의술로 치료 불가한 각종 뇌질환을 치유할 수 있는 치유비법을 완성했습니다.

이 치유비법의 핵심은 발달장애와 틱, 치매 등 뇌신경 질환을 치료하기 위한 어떠한 치료기기나 치료약품 등이 일절 필요하지 않습니다. 또한 부득이한 경우는 국내나 외국의 어느 나라에 있는 환자라도 환자를 직접 상면하지 않고 원격진단 및 치유가 가능합니다. 물론 여기에는 심령과학의 인체 내부를 투시할 수 있는 원격심령 투시법과 원격으로 치유가능한 원격치유법과 심령(영혼)접신, 직·간접 치유법 등의 심령과학의 심령의학치유 비법이 적용됩니다.

심령의학의 치유핵심은 사람의 생리적인 세포와 관련되는 육체가 아니고 사람이 죽을 때까지 존재하다가 죽으면 떠나가는 유체분리의 실체인 영체(영혼)치유법입니다.

이 영체는 영적인 존재의 모든 실체와 합일되어 있습니다. 그러나 이 영체는 현대의학의 MRI, CT 등 각종 진단기기에 의해서는 진단되지 않습니다. 왜냐하면 영혼을 진단할 수 없기 때문입니다. 현대의학의 암치료 5년 생존율이란 근거에 의해서 암 완치라는 판정을 받은 환자가 10년 내에 재발되고 또한 각종 모든 질병의 치료에서도 연속 재발되는 것은 바로 심령영체에 이상이 있는 질병 즉 심령세계 영적인 원인에 의한 질병 때문입니다.

이 경우는 현대의학 치료 의술, 즉 육체의 치료만으로는 완치될 수 없는 심령영체에 의한 질병이 원인이라는 것을 모르기 때문입니다. 바로 현대의학이 발달장애, 치매 등 정신영혼세계와 연관이 되어 있는 뇌질환을 치료할 수 있는 약이나 완치할 수 있는 치료법이 없는 원인입니다.

앞에서 영체치료에 대해서 거론했지만 현대의학의술로 불치·난치병을 호전 및 치료할 수 없는 근본적인 원인은 심령영체의 존재를 알 수 없기 때문입니다. 발달장애의 발병원인도 알 수 없고 특히 소뇌신경의 영체 자체를 알 수 없기 때문에 치료할 수 없는 것입니다.

다시 한 번 심령영체 치료술을 거론하자면 심령의학은 현대의학의술인 사람의 육체(인체), 즉 몸을 임상의학적으로 치료하는 것이 아닙니다.

현재의 의학수준으로는 확인할 수 없습니다. 왜냐하면 영혼의 실체를 규명할 수 있는 과학적인 방법이 없기 때문입니다.

현대의학의 MRI, CT 등 영상진단기기 검사에도 나타나지 않고 혈액검사와 DNA검사 및 세포의 구성까지 검사할 수 있는 초정밀 검사에도 나타나지 않는 존재입니다.

이렇게 현대의학의 초정밀 검사에도 확인할 수 없는 사람의 육체(육신)가 아닌 영원히 존재하고 있는 제2의 보이지 않는 육체인 영체(유체)를 특수비법으로 치료하는 근원적 치료개념입니다. 이 영체치유 도법으로 발달장애, 틱 장애, 치매 등 각종 뇌신경 질환과 각종 난치병을 치유할 수 있습니다.

현대의학의 초정밀 영상에 의한 진단기술과 최신의 치료장비와 치료의술에 비해서 심령의학은 진단감정 및 치료의 과정이 일반인들의 눈에 보이지 않습니다. 항암치유의 예를 들자면 항암제와

방사선치료 등의 치료술과 의약품이나 물질에 의한 치료도 아니고 단순 심령 속에서 모든 치료행위가 이루어지며 결과만 확인하면 되는 치료도법이기 때문에 본인의 심령의학치료술을 믿기 어려워 하는 것을 잘 알고 있습니다. 그러나 항암결과는 3개월 후 병원에서 항암검사를 하면 알 수 있습니다.

현대의학 의사들은 자기들이 배우고 경험해서 알고 있는 지식이나 의학교과서에 없는 치료법은 모두 미신이라고 간주하고 무시합니다. 그렇게 완벽한 의술이라고 자부하면서 한국에서만 발달장애 70만명, 치매환자 80만명과 전 세계적으로 고통 받고 있는 수많은 불치병 환자는 어떻게 해야 하는지 묻고 싶습니다. 이러한데도 현대의학의 병원치료술 외는 모두 부정하고 배타적으로 해야 하는지 의문이 갑니다. 현대의학으로 완치의술이 없는 희귀성 난치병과 각종 난치·불치병 환자는 어떻게 하라는 것인지 묻고 싶습니다. 인간의 상식으로 이해할 수 없는 불가사의한 세계최초의 심령의학 영체 치유 도법과 현대의학이 협진 하여 뇌질환 등 각종 질환을 치유하여 생명회생에 기여하고자 합니다.

이에 본인은 심령의학의 발달장애와 틱장애의 소뇌 신경 치유법과 치매(알츠하이머)의 뇌신경 치유법을 세계최초로 공표합니다.

02

발달장애

1) 발달장애란(현대의학 개념)

　발달장애란 대체적으로 태어날 때부터 발병되며 생리적인 신체의 장애를 말하는 것이 아니고 통상적으로 살아가는데 필요한 남과의 대화 의사소통, 인지능력의 결핍으로 정상적인 연령의 다른 사람에 비해서 모든 기능이 떨어지는 증상을 말합니다. 세계적인 현대의학 치료의술로는 완치개념의 치료약이나 치료의술이 없는 불치성 난치병입니다.

　발달장애는 암이나 신체에서 발병하는 각종의 질병이나 또한 어떤 특정 질환이나 신체 정신적인 장애를 말하는 것이 아니라 다른 사람과의 사회적인 관계와 생각인지발달의 지연과 대인 의사소통의 부진 등의 정상적이 아닌 이상한 상태를 특징하고 정상적인 나이에 비해서 느린 성장을 하게 됩니다.

의학적인 개념의 발달검사에서 정상적인 나이 또래보다 20-30% 정도로 뒤처진 상태의 증세를 말하며 대부분 태어날 때부터인 어린 나이에 발견되며 사회성 문제가 진단에 가장 중요한 특징입니다. 세계적인 현대의학으로의 치료술로는 치료약도 없고 완치 개념의 치료의술도 없는 불치성 난치질환에 속합니다.

현대 의학적으로는 확실한 발병원인은 불명입니다. 현대 의학적 발병원인의 개념은 유전적인 원인, 뇌의 구조적 문제, 환경호르몬, 약 복용, 중금속과 예방접종의 부작용 등 많은 원인이 복합적으로 발달장애를 유발한 것이라는 정의입니다. 그러나 확실한 발병원인이 없습니다.

현대의학적인 치료술로는 약물치료, 인지행동상담, 행동치료, 음악치료, 놀이치료, 미술치료 등을 통해서 간접적인 치료를 하고 있지만 직접적인 발달장애 치료는 아닙니다. 단지 이러한 행위는 뇌신경을 자극하므로 어느 정도는 뇌신경의 치료 효과를 기대하지만 효과는 미미합니다. 즉 완치 개념의 치료술은 아닙니다.

단지 사회성을 기르기 위해서 같은 나이의 연령과의 집단생활을 통한 대인관계 즉, 사회성의 발달을 위한 치료라고 할 수 있습니다. 그러므로 즉, 완치의 치료약이나 완치 개념의 확실한 치료의술은 없습니다. 유일한 치료방법으로는 심령의학 영체 치유법과 현대의학의 협진에 있습니다. 현재의 현대의학병원 치료술과 미술, 음악치료 등의 예술적인 치료술은 간접적으로 뇌의 성장 발달에 도움이 되겠지만 완전한 호전치료는 힘듭니다.

그래서 심령의학의 소뇌신경 치유법으로 소뇌, 대뇌의 뇌세포를 직접적으로 성장 시키고 현대의학의 치료의술로써 치료하면 치료

효과가 상승됩니다. 그래서 심령의학과 현대의학 치료의술이 협진하면 완치에 가까운 치료가 될 수 있습니다. 현대의학적인 개념의 확실한 예방방법은 없습니다. 주된 발병원인이 후천적이라는 개념이기 때문에 현대의학적인 간접적 치료 방법의 여러 가지 관리를 하는 것이 도움은 되겠지만 확실한 예방방법은 없습니다.

그러나 심령의학은 임신이 힘든 여성이 임신이 가능하도록 해주는 임신체질치유원리에 의해서 임신 전에 미리 감정하고 치유하면 발달장애를 예방할 수 있는 비법이 있습니다. (본 내용에 이어지는 "심령의학의 예방방법"에 구체적 방법이 기재되어 있습니다.)

현대의학적 개념의 발달장애의 완치를 위한 치료약이나 치료의술이 없는 불치성 난치질환입니다. 그러므로 현대의학도 발달장애가 후천적인 개념보다는 선천적인 뇌신경장애에 의한 발병원인에 초점을 두고 치료의술을 개발해야 한다고 생각합니다.

2) 심령의학개념의 발달장애

발달장애는 암이나 기타 모든 질병처럼 사람의 생리적인 육체에서 발병하는 것이 아닙니다. 또한 정신적인 이상에서 발병하는 정신질환도 아니고 뇌신경의 비정상적인 상태에서 발생한 질환입니다. 현대 의학적으로는 발달장애에 대한 여러 가지의 정의가 있지만 완치할 수 있는 치료약이나 치료방법이 없는 불치성 난치병으로 분류하지만 심령의학의 형이상학적인 치유 비법으로 증상 호전 치유가 가능하므로 불치성 난치병이 아니라고 정의합니다.

① 심령의학의 발병원인

발달장애의 발병원인에 대해서 현대 의학적인 개념으로는 형이하학적 임상의학으로 정의하기 때문에 주로 물질적인 약물에 의한 부작용이나 또는 후천적인 요인에 의해서 질환이 발병되었다고 정의 하고 있습니다. 그러나 유전적인 원인이나 뇌의 구조적인 문제라는 현대의학의 정의는 심령의학의 발병원인 분석과 일부분 연관이 있다고 생각합니다. 물론 외부충격 등에 의한 요인을 제외하면 전부 부모의 뱃속에서 태아가 잉태할 때부터 발병됐다는 것이 심령의학의 발병원인에 대한 정의입니다.

부모의 DNA의 유전적인 문제는 절대적으로 제외할 수 없지만 대체적으로 엄마 뱃속에서 정자, 난자가 합일되어 사람이라는 씨앗으로 발아되는 순간에 동티 등 나쁜 기가 뇌세포가 될 부위에 침범해서 발병되는 선천성 질환으로 정의합니다. 그래서 대체적으로 어린 나이에 증세를 알 수 있으며 사람의 개개인 성격, 용모, 체격이 다르듯이 발달장애의 발생되는 증상도 각각 여러 가지입니다. 대체적으로는 지적장애, 자폐성장애 등 세분하면 증세가 전부 다르게 나타납니다. 어떤 경우는 정신적인 문제가 같이 나타나는 증세도 있습니다. 결론은 심령의학의 발달장애의 원인은 선천성질환이라고 정의할 수 있습니다.

② 심령의학의 치유방법

현대의학의 치료술인 인지행동상담, 행동치료, 음악치료 등 예술적인 치료를 포함한 여러 가지의 간접적인 뇌 발달을 위한 방법과 달리 심령의학은 심령 영체 치유법으로 직접적인 소뇌의 신경세포를 소생 및 성장시키는 치유법으로 치유합니다.

본인이 세계최초로 연구하여 완성한 소뇌신경치유법으로 뇌 속을 병원의 MRA 등과 같이 투시해서 뇌신경을 볼 수 있으며 이를 통해 발달장애의 주요 원인인 소뇌를 치유하므로 연관되는 대뇌, 뇌간 등 모든 뇌의 신경이 살아나는 치유가 가능합니다. 발달장애의 치유 시기는 뇌의 성장이 90%이상 끝나는 10세 이상보다는 뇌의 성장이 되고 있는 10세 이전에 치료하면 대체적으로 3-6개월이면 증상이 호전 변화가 나타납니다.

심령의학 영체 치유법은 일체의 약이나 물리적인 행위가 필요 없습니다. 경우에 따라서는 환자 직접 상면 없이 원격 치유도 가능합니다. 여기서 주장하고 싶은 것은 병원에서 발달장애와 틱 치료시에 사용하는 치료약은 부작용이 없는 약으로 개발되어야 한다는 것입니다. 뇌의 신경세포가 성장 미숙에서 발병했는데 조울증약이나 뇌세포억지 성장을 위한 약을 복용하면 오히려 뇌의 지적능력의 성장에 방해가 되어 지능이 저해될까 염려 됩니다.

세계최초의 발달장애 소뇌신경 치유법으로 분명히 발달장애의 언어장애, 행동장애 등이 치유될 수 있습니다. 발달장애와 틱, 치매 등의 뇌신경장애질환은 거의 대부분 뇌신경의 이랑 고랑이 벌어져 있어서 발병되는 것입니다. 발달장애와 치매의 차이는 뇌신경의 고랑에 나쁜 물체가 없고 이랑 고랑이 벌어져있는 현상은 발달장애이고 뇌의 고랑에 나쁜 물질이 끼여 있는 것은 치매 증상입니다. 이와 같이 발달장애는 뇌신경의 이랑 고랑이 벌어져있어 뇌신경의 신경전달체계와 지능개발이 늦게 발달되는 것이 대부분입니다. 심령의학 영체 치유법으로 소뇌 등 뇌신경을 치유하면 3-6개월 정도부터 증상 호전치유가 반드시 될 수 있습니다.

③ 심령의학의 예방방법

심령의학의 발달장애 발병원인은 부모의 뱃속에서 잉태할 때 나쁜 영혼세계의 기에 의해서 발병된다고 정의합니다. 현대의학의 후천적인 발병원인과는 반대의 정의입니다. 이러한 원인에 의해서 발달장애의 예방방법은 부모가 태아 잉태할 때 여러 가지 나쁜 기의 존재를 소멸시키는 것이 중요합니다. 대표적으로는 가장 중요한 분야는 영적인 세계의 동티란 존재입니다. 이 동티란 포괄적인 의미의 나쁜 기인 영혼세계의 존재이지만 과학적으로는 존재를 알 수 없는 분야입니다. 쉽게 말하면 사람이 사는 집이나 건물, 토지에서 발생되는 나쁜 기가 대표적입니다. 이 영적인 기가 부모의 생리적인 난자, 정자에 접근하고 자궁 애기집에 접신, 잉태되는 태아의 뇌 신경에 침투하여 발달장애가 발병 된다는 4차원세계 영적인 분야의 정의입니다. 이렇기 때문에 발달장애의 가족력이 있는 부모는 반드시 심령의학의 천도원에서 파장감정과 심령 영체 투시법으로 근본적인 원인을 제거하고 임신하는 것만이 세계적인 유일한 예방 방법입니다. 이 파장감정은 부모 상면이 원칙이나 부득이한 경우는 원격 감정도 가능합니다.

④ 심령의학의 치유결론

현대의학적인 치료술로는 완치개념의 치료술이 없는 불치성 난치병으로 세계적으로 완치된 사람이 없다지만 심령의학의 영체 치유법인 소뇌신경 치유법으로 분명히 증상 호전 치유가 될 수 있습니다. 물론 자폐성질환의 정신적인 문제가 결부된 서번트증후군은 다소 시간이 걸릴 수는 있지만 완치개념보다는 증상이 호전 되는 것에 초점을 두어야합니다.

심령의학의 결론은 분명히 증상 호전치유가 가능하다는 것입니다.

3) 세계 최초의 발달장애 소뇌신경 치유법이란

−세계 최초로 이탁포 본인이 연구 터득한
발달장애, 틱, 치매 등의 뇌질환 치유법입니다.

 이번에 이탁포 본인이 평생을 바쳐서 연구하여 완성한 세계최초의 발달장애와 치매를 치유할 수 있는 뇌질환 치유법을 세상에 공표합니다.

 본인도 발달장애와 치매가 현대의학으로 완치개념의 치료술이 없는 불치성 난치병이라는 사실은 잘 알고 있습니다. 이 넓은 지구상에서 한국의 의학박사도 아닌 이탁포가 세계최초의 치유법을 공표한다면 믿기가 어렵겠지만 조그마한 나라인 한국이 세계 일등 하는 분야도 많고 최초로 연구한 분야 역시 많습니다. 이러하니 불신하는 인식은 하지 마시기 바랍니다.

 소뇌란 사람의 뇌신경의 일부분인 뇌신경입니다. 사람의 뇌구조는 크게 대뇌, 뇌간, 소뇌로 구분됩니다. 이 중 소뇌는 뇌의 10% 정도 이지만 아주 중요한 기능을 담당하는 뇌입니다. 섬세한 동작, 언어기능 등을 대뇌로부터 전달되어 모든 동작을 할 수 있으며 특히 발달장애와는 밀접한 연관이 있습니다.

이 소뇌의 기능이 어느 정도인지 설명하자면 파킨슨 증후군에 소뇌위축증이란 불치병이 있습니다. 멀쩡하던 정상적인 사람이 이 병에 걸리면 어느 날부터 갑자기 걷지도 못하고, 말도 못하고 먹지도 못하는 증상으로 사람이 해야 할 동작기능이 마비됩니다. 결국 식물인간이 되는 비참한 최악의 질병입니다.

그러나 현대의학 병원치료술로는 전혀 치료할 방법이 없습니다. 환자가 악화되는 환자상태를 그저 지켜볼 뿐입니다. 유일한 치료법이라고 하는 것이 운동을 하라고 권유하는 것입니다. 증상의 진행을 최대한 지연시키는 완화요법 밖에는 없습니다. 이 병의 주범은 바로 소뇌의 기능이 정상적으로 되지 않고 함몰되는 소뇌 위축증 때문입니다.

이와 같이 발달장애의 모든 증세의 치료가 쉽게 되지 않는 것은 바로 소뇌의 기능이 제대로 되지 않기 때문입니다. 현대의학으로 이 소뇌 신경세포만 단독으로 살리는 치료는 불가합니다. 왜냐하면 이 소뇌신경은 4차원세계 영체와도 밀접한 관계가 있기 때문에 3차원 세계의 현대의학으로는 치료할 수 없는 것입니다. 이래서 현재 국내만 70만명의 발달장애 환자가 있으며 세계적으로도 완치된 사람이 한명도 없는 이유입니다. 이 소뇌의 신경세포를 살릴 수 있는 치유술은 오로지 심령의학 영체 치유법 밖에 없다고 장담합니다.

만약 현대의학병원이 이 소뇌신경세포만 단독으로 치료할 수 있는 치료의술이 개발되면 발달장애를 치료할 수 있을 것입니다. 그러나 불가능 할 것입니다. 왜냐하면 뇌종양, 뇌출혈, 뇌경색 등의 뇌신경의 현대의학을 통한 질병치료는 약물치료, 수술 등 인체의 생리적인 세포의 치료로써 가능하지만 발달장애의 대뇌, 뇌간, 소뇌 등은 생리적인 세포의 관계가 아니고 정신 영적인 분야의 심령영혼 세계의 존재인 영체의 뇌세포이기 때문에 수술이나 약물치료로써는 불가능 합니다. 유일한 치유방법은 심령의학과 현대의학이 협진하는 것이 유일한 방법입니다. 이렇게 된다면 불치병인 소뇌위축증, 윌슨씨병 등도 치유될 수 있습니다.

심령의학은 4차원 세계의 심령 즉 영혼 의학이라고도 할 수 있습니다. 그래서 심령의학은 즉 영혼의학으로도 칭할 수 있습니다. 현대의학의 치료의술이 의사들이 하는 치료에 의한 것이라면 심령의학은 영혼세계에 계신 치료존신 의사님들이 치유하십니다. 물론 일반인들의 눈으로는 실상을 볼 수 없습니다. 단지 특수한 능력을 가진 영매자들은 볼 수 있습니다. 이것은 절대적으로 미신이나 사이비 존재가 아닙니다. 이에 대한 확인은 설명으로는 되지 않고 불치병인 발달장애의 6개월 호전 치유되는 것으로 실제 증명할 수 밖에 없습니다.

소뇌신경세포의 치유에 대한 심령의학의 뇌신경 소생 치유술은 앞서 말한 바와 같이 4차원 세계로써 시간과 공간을 초월한다고 말했습니다. 그렇기 때문에 치유하는 실체가 사람의 인체 뇌 속에 들어가서 뇌의 쪼그라져 있거나 함몰 되어 있어 성장이 느린 뇌의 이랑, 고랑 등 신경세포를 손으로 주무르거나 심령세계의 약과 주사로써 살리게 되는 것입니다, 상상도 할 수 없는 치유를 하십니다. 너무 믿기 어렵기 때문에 설명하기가 곤란합니다.

심령의학은 이 치유하는 곳을 심령의학 천상종합병원이라고 칭합니다.

4) 심령의학 천상종합병원

심령의학 천상종합병원이란 실제로 현세에 있는 것이 아니고 일반인이 볼 수 없는 가상 심령세계에 존재하고 있으며 심령 영체 치유의술대행은 천도원 거사 이탁포가 세계에서 유일하게 합니다. 인간은 생리적인 기능이 다 해서 죽게 되면 그것이 끝이라고 생각하므로 그렇게도 죽기 싫어합니다. 그러나 육신이 있는 사람이 영원히 죽지 않은 경우는 천지개벽한 이후 한 사람도 없습니다. 그렇다면 인간이 탄생한 이후 죽은 수많은 영혼들은 어디로 사라졌는가? 한번 쯤 생각해 볼 일입니다. 현대과학에서는 죽으면 끝이라는 논리입니다.

그러나 심령과학은 끝이 아니고 시작이라는 논리이고 인간세상 다음의 저승 영혼의 세계가 반드시 있다는 것은 연구하여 입증시키고자 하는 것이 심령과학이고 심령의학입니다.

현대의학도 눈에 보이는 현상의 치료만 하다가 결국은 눈에 보이지 않는 세계인 정신의학과와 심리학과 까지 만들었으나 다음단계인 실존하고 있는 영혼세계인 심령학과는 부정하고 있는데 그 이유가 궁금합니다.

영국 미국 등 선진국에서는 대학에 심령학과까지 있으며 일본도 심령학회가 창립되어 활발하게 활동하고 있는데 한국은 전무합니다.
심령과학의 정의는 저승과 이승은 똑 같은 세계입니다. 단지 눈으로 보이는 육체의 몸, 형체, 물질 등이 일반인들 사람 눈에 보이지 않을 따름이지 전부 그대로 존재하여 인간의 삶과 똑같이 살고 있는 것이 심령의 세계입니다. 심령과학은 이것을 영체라고 하며 심령의학 치료의 근간입니다. 이러한 것을 증명하기 위하여 심령론이 존재합니다.

심령론이란 4차원 영혼세계의 심령적인 여러 가지 현상이 실제 3차원 현세의 물질계에 그대로 여러 가지 현상으로 나타나게 된다는 신비적인 힘을 가졌다는 논리입니다. 심령의학이 현대의학의 의술로 치료를 포기하는 암 질환이나 발달장애 등 불치성 난치성 질환을 치유할 수 있는 힘은 곧 심령론에 근거하는 눈에 보이지 않는 신비의 가공할 힘에 의해서입니다.
저승세계도 인간세상 즉 현세와 똑같이 모든 것이 존재하고 있습니다. 단지 무형의 영혼세계이기 때문에 눈에 보이지 않을 따름입니다. 그러나 특수영매자의 눈에는 전부 보입니다.
여기에서의 특수영매자란 일반적인 영을 다루는 무당, 무속인과는 다릅니다. 심령과학의 영적인 영체를 다루는 분들이며 일본과 심령과학 발상지인 미국 영국 등 선진국엔 극소수의 사람이 있는 걸로 알고 있으며 한국에는 유일하게 본원의 천도원에 실재하고 있습니다.
저승의 세계가 있다는 것을 증명하는 데는 특수한 능력의 영매자에 의하며, 영매자는 심령영혼 세계를 볼 수 있는 심령과학 유체분리 기법에 의해서 저승의 영혼세계를 다녀올 수 있으며 저승에 존재하고 있는 영혼의 세계를 전부 알 수 있는 사람을 말합니다.

무속인이 사람의 앞날을 예측하는 단순한 점술이나 종교적인 도를 닦아서 해탈한 것과는 엄연히 다릅니다. 또한 최면술과도 다릅니다. 현세의 인간세상의 모든 것을 사람 눈으로 보고 느낄 수 있는 것과 똑같이 볼 수 있습니다. 또한 정상적인 의사소통 즉 대화도 할 수 있습니다. 저승영혼의 세계를 캄캄한 미지의 세계로 볼 것이 아닙니다. 물론 무신론자들은 부정하겠지만 영적인 세계를 믿는 종교인들은 인정해야 합니다.

쉽게 말하자면 현재의 세계에 살고 있는 생명체 즉 사람들의 신체 몸을 없애 버리면 그것이 영혼의 세계입니다. 즉 영체의 존재입니다. 그러나 현세의 생활 및 모든 것이 그대로 연장되는 것이기 때문에 죽음의 세계, 영혼의 세계란 현세의 실존하는 사람과 같이 생활하고 있습니다. 그렇기 때문에 저승세계도 현세와 같이 존재하는 데 필요한 모든 것이 똑같이 있습니다.

인간세상은 잠깐의 시간을 이승에서 존재하는 것이기 때문에 최선을 다해서 열심히 사는 것이 중요합니다. 누구나 다 같이 죽기 때문에 죽음을 두려워할 필요는 없습니다. 죽는다는 것은 다음 세계, 즉 영원히 존재할 세계의 시작이기 때문입니다. 단지 살았을 때의 자식 형제들과 인연 있는 사람들과의 헤어짐이 아쉬울 뿐입니다.

심령의학의 천상종합병원이란 인간이 죽으면 저승에 가게 되는데 인간세상과 저승세계, 즉 영혼의 세계가 같기 때문에 영혼의 세계도 몸이 아픈 영혼이 있고 또한 인간의 삶에서 병으로 죽은 영혼은 그대로 아픈 영혼이 되어 있습니다.

인간세상 현세에 병원이 있듯이 저승세계에도 병원이 있습니다. 이것이 바로 심령의학의 요체입니다. 인간이 태어나서 수명이 다하여 죽은 영혼들이 숫자로 표현할 수 없을 만큼 많기 때문에 이 영혼들의 치료를 위한 병원의 규모는 상상을 초월합니다. 이렇기 때문에 종교적으로 영혼천도도 하고 추도예배도 하는 것은 영혼세계를 인정하기 때문입니다.

이 병원을 주재하시는 분이 옥황상제 하느님이고 치료천사 존신님들이 모든 것을 관리 집행하십니다. 심령의학 치료의 근간인 이 심령병원을 천상종합병원이라고 칭합니다. 여기서의 옥황상제 하느님이란 천상천하의 모든 걸 주재하시는 주인이신 하느님을 말하며, 치료천사 존신님이란 심령의학의 천상종합병원에서 인간세상의 의학박사들이 상상도 하지 못하는 신비의 의술로 치료하시는 치료존신님들입니다. 이래서 심령의학은 종교적인 구분을 하지 않습니다.

불교, 기독교, 천주교 등 어떤 종교도 관계가 없습니다. 이분들은 살아생전에 양심적으로 인술을 베풀다 생을 다하고 저승에 가신 분들이며 인간세상에서 최고의 의술을 인정받았던 의학박사들도 저승의 천상종합병원에서는 수 백년 간 다시 의술을 연구하신 분들이기 때문에 현세의 의학박사들은 흉내도 내지 못하는 신비의 치료를 하십니다. 천상종합병원의 치료존신님들은 살아생전에 병원의 의사들이었기에 몇 분은 실제로 신분을 밝히신 적이 있습니다.

예를 들면 현재 세계적인 심령치료는 현세의 동네병원이고 본인의 심령의학치료는 최고수준의 대학 종합병원이라고 설명할 수 있습니다. 천상종합병원에서는 현대의학의 종합병원과 같이 여러가지 진료과가 있으며 각 진료 분야 마다 유능하신 치료 천사가 계십니다. 이 분들을 치료존신님이라고도 칭합니다. 예를 들면 혈액관계와 종양관계 뇌신경과와 내과 외과 피부과 등 많은 진료과가 있습니다. 이 중 발달장애 치유는 뇌신경과의 치료존신님이 담당합니다. 대체적으로 이 세상에 살아 있을 때 병원의 전문의이었던 분들이 합니다. 각 질병치료분야마다 전문 치료의사 존신님이 계십니다. 여자의사 존신님도 있고 피부색이 다른 외국 각 나라의 의사가 계시고 머리에는 "미스 유니버스"에게 씌우는 작은 왕관 같은 것을 쓰고 있습니다.

심령의학천상종합병원의 치료법에는 크게 3가지가 있습니다.
  – 환자입회하여 치료천사님들이 직접적으로 치료
  – 환자입회하여 치료천사님들이 간접적으로 치료
  – 외국에 거주하든지 병원에 입원 등 부득이한 사정으로 환자 참석하지 못한 경우는 원격으로 심령치료

①직접적으로 심령치료하는 경우

직접적으로 심령치료하는 경우란 천도원 본원에서 발달장애, 치매 등 불치·난치병을 환자 본인이 참석해서 심령치료 하는 것입니다. 그러나 부득이한 경우는 대리 심령 치료하는 경우도 있으며 살아생전에 양심적으로 환자를 치료하였거나 한 분야의 질병을 천상종합병원에서 수 백년 연구한 최고의 치료 의술을 가진 치료존신님이 치료하는 경우입니다.

물론 이 치료과정은 일반인들의 눈에는 보이지 않고 특수영매자만 치료되는 과정을 볼 수 있습니다. 현세의 병원과 같이 혈액검사 등 기본검사와 사진도 찍어 보십니다. 또한 치료차트를 작성하십니다. 수술 등 치료시의 장비는 쇠붙이로 된 것은 극히 적습니다. 간호사도 물론 계십니다. 간호사들이 사용하는 접시는 스테인레스 재질을 사용하시고 수술칼 등은 대나무로 된 것이나 사기로 된 것 등을 사용하십니다. 수술 후는 바느질할 때 사용하는 바늘실로 봉합하십니다. 바르는 소독약이나 간단한 치료약 등도 사용하십니다. 현세의 병원과 비슷한 치료방식입니다.

이 모든 행위의 형상은 일반인들 눈에는 보이지 않습니다. 심령 영매자와 집행자만 볼 수 있으며 치료 진행되는 과정에서 필요시는 집행자와 치료존신님이 대화해 가면서 치료진행하십니다. 다만 치료한 후의 결과는 현대의학병원의 여러 가지 검진방법으로 각종 질병의 치유결과를 확인하면 됩니다. 발달장애의 소뇌신경 소생치유는 심령천상종합병원의 뇌신경과의 치료존신님들의 특수한 치료방법으로 뇌세포를 살리는 치료를 하십니다.

②간접적으로 치료하는 경우

간접적으로 치료하는 경우는 주로 환자의 상태가 말기 위급상황일 때입니다. 예를 들어 혈액부족현상이나 염증, 복수, 고열 등 현대의학병원에서 긴급하게 치료가 필요할 시는 치료존신님께서 응급조치가 필요하니 현대의학 병원에서 1차 긴급치료를 하라고 지시하십니다. 이때 병원에서 긴급조치 후 수술 등을 할 시는 간접적으로 치료하십니다.

간접치료란 예를 들어 서울대학병원에서 난소암 수술시 의사 6명이 집도실에서 수술한다면 심령의학 천상종합병원에 계신 6분의 치료존신님들의 영체가 서울대병원 의사들 몸 안으로 접신, 즉 빨려 들어가서 서울대학병원 의사들의 몸을 빌려서 천상종합병원 치료존신님들이 수술 등의 치료를 하게 되는 경우이며 이때 수술 및 치료효과는 의사들이 놀랄 정도로 빠르고 기적적인 효과를 보게 됩니다. 도저히 현대의학 치료술로 불가한 치료도 할 수 있습니다. 심령의학과 현대의학이 협진하자는 본인의 제안은 이런 경우가 있기 때문입니다.

현대의학이 심령과학을 이해하고 협진하게 되면 발달장애 치매 등 난치병 치료와 불치성 질병도 치료할 수 있으므로 앞으로 반드시 필요한 치료의술이 되어야 한다고 생각합니다. 직접적으로 심령 치료한 경우와 같이 간접 치료한 경우의 치료결과 확인은 가족들이 육안 문진 등으로 발달장애와 치매 등의 질병치유결과를 확인하면 됩니다. 이것이 간접적으로 치료하는 경우입니다.

③심령원격 치료하는 경우

심령원격 치료란 환자 입회하여 치료천사 존신님들이 직접 치료나 간접 치료하는 치료법과는 달리 환자가 병원에 입원치료 중이거나 환자가 외국에 거주하는 등의 부득이한 사정에 의해서 환자를 직접 상면하지 못하는 경우 환자 입회하지 않고 심령원격 치료하는 치료법입니다.

심령의학의 치료근간인 육체가 아닌 눈에 보이지 않는 영혼의 실체인 환자 영체를 심령특수비법으로 천도원에 오게 해서 치료하는 것입니다. 환자를 직접 치료하는 것도 현대의학에서는 믿기 어려운 것인데 환자 직접 상면 없이 발달장애, 치매 등 불치성 난치병의 발병원인 감정과 치유한다는 것은 정말 이해하기 곤란할 것입니다. 그러나 확실히 가능합니다.

원격치료의 근간은 파장원리에 의해서입니다. 정확한 인적사항에 의해서 본인이 없어도 질병의 발생원인 및 발병부위 등을 진단할 수 있다는 것을 이해하게 된다면 심령원격 치료를 한 걸음 더 이해하게 될 것입니다. 원격치료는 직접 심령 치료하는 경우와 간접적으로 치료하는 것과 같은 방식으로 치료하기 때문에 결과는 동일합니다. 단지 병세의 결과에 따라서 약간의 차이는 있을 수도 있습니다. 현재의 심령과학 선진국에서도 연구대상이 되어 있는 걸로 알고 있습니다. 본인은 세계최초라는 생각으로 계속 연구 터득할 것입니다.

5) 발달장애는 선천적인 질환이다.

　발달장애는 세계적 현대의학 치료술로는 완치개념의 치료를 할 수 없는 불치성 난치병입니다. 과도한 약물복용 등이나 외상에 의한 발병원인이 아닌 경우는 주로 태어나면서부터 장애 질환을 안고 태어나게 됩니다. 이때부터 장애아 부모들은 지구 종말이 온다는 심정과 같이 비통한 심정을 가지게 됩니다. 주로 부모들은 엄마의 잘못이 아닌가 하고 자책하고 안타까워합니다. 그러나 절대적으로 엄마들의 잘못이 아닙니다. 발병원인은 애기가 잉태할 때 술, 담배 등 기호식품이나 약 복용 등으로 인한 원인이 아닌 경우는 나쁜 기의 영향으로 발병될 수 있습니다.

　그러나 대체적으로 유전성이나 부모들이 알 수 없는 동티 등 나쁜 기의 영향으로 발생하기 때문에 대부분 부모의 잘못이 아니라고 말하는 것입니다.

현대의학자들은 기의 세계를 부정하기 때문에 발병원인이 후천적이라고 하지만 절대적으로 후천적은 아니고 선천적으로 발병합니다. 만약 후천적인 경우라면 현대의학은 어떠한 치료의술을 연구해서라도 치료할 수 있을 것입니다.

현대의학은 후천적일 경우는 MRI, CT 등의 영상진단과 혈액검사 등으로 원인을 알 수 있기 때문이고 이러한 방법으로 진단되는 발병원인에 의해서 수술이나 약물치료 등 호전치료가 될 수 있게 할 것입니다. 그러나 현대의학병원이 발달장애, 치매 등을 치료할 수 없는 것은 최첨단 의료기기로도 발병원인을 알 수 없기 때문입니다.

이와 같이 만약 후천적으로 발병된 경우라면 3차원적인 임상의학의 치료의술로 치료할 수 있지만 4차원적인 심령세계에 의한 발병원인일 경우는 진단을 할 수 없기 때문입니다. 이 진단은 오로지 심령의학 영체 치유법의 영체 투시법과 심령파장 진단법으로만 발병원인을 알 수 있으며 또한 호전치유가 가능합니다.
주로 발병원인은 엄마 뱃속에서 잉태할 때 과학적으로 설명되지 않는 나쁜 기 즉 사기의 침범에 의해서 신체적으로 발병하면 다운증후군이나 신체지체장애가 되며 뇌신경에 침범하면 바로 발달장애가 되는 것으로 심령의학은 진단합니다.

발달장애의 원인은 신체적인 장애에 의한 발병이 아니고 심령 즉 영혼세계에서 발생하는 나쁜 기에 의해서이기 때문에 현대의학병원 치료의술로는 적절한 수술방법이나 완치 약 등 일절의 치료의술이 없습니다. 이러한 발병원인을 알 수 있는 것도 심령의학의 영체진단으로만 가능합니다. 이렇기 때문에 발달장애는 대체적으로 후천적이 아니고 선천적인 질환이라고 심령의학은 정의합니다.

6) 심령의학의 영체치유방법

발달장애와 치매 등에 대해서 현대의학은 많은 전문 의료인에 의해서 체계적이며 논리적으로 정의되어 있지만 심령의학의 영체치유법은 이탁포 본인이 세계최초로 연구 터득했으므로 개념설명이나 정의 등이 논리적이지 못한 점은 양해 바랍니다. 아울러 지금까지 현대의학 학문으로 정의되어 있는 개념에 대해서는 본인은 구체적으로 거론하지 않습니다. 본인은 전문 의료인이 아니기 때문에 오로지 심령의학의 개념에 의해서 정의 합니다.

심령의학의 치유법은 다음의 방법에 의합니다.
- 영체투시 및 영체 치유법
- 세계최초 심령영체 투시 진단요법
- 발달장애 환자의 소뇌 신경 투시 진단 치유 설명도
- 심령의학 영체(유체)접신 치료법

- 심령원격진단 치유요법
- 파장 원리와 감응 원리

① 영체투시 진단 및 영체 치유법

파장진단에 의한 발병부위의 진단 및 발병 원인을 더욱 상세하게 진단하기 위해서 세계 유일한 심령의학 영체투시 진단을 합니다. 영체 투시 진단이란 세계최초이며 유일한 특수 진단법으로 병원의 MRI, CT 등과 같은 진단 장비가 필요 없이 단순 심령으로 뇌신경과 몸 안 오장육부를 볼 수 있습니다. 이 심령영체 투시진단을 통하여 가장 중요한 영체의 발병부위가 상세히 나타납니다.

발달장애 틱 장애, 치매 등의 발병원인인 뇌신경 장애 등의 영체 투시 진단 결과는 MRI, CT 등에서는 나타나지 않습니다. 앞서 말한 육체의 진단이 아닌 제2의 육체인 영체를 진단하기 때문입니다. 이렇기 때문에 질병이 유전 가족력이나 나쁜 기에 의한 질병은 완치가 안 됩니다.

이 진단에 의해서 영체치유를 하면 1차적으로 장애증상은 3~6개월 경과하면 서서히 호전되는 상태를 가족 본인들이 알 수 있게 됩니다.

◎ 1차 3개월 증상 멈춤 호전치유(6개월 이상 소요됨)

자폐 발달장애의 행동장애 증상이란 전체적인 지적 장애 현상보다 자폐성 장애의 습관적인 이상한 행동장애를 말합니다.

행동장애 증상이란 여러 가지 종류로 나타나는 이상한 행동을 말하며 대체적으로 다음과 같은 증상으로 나타납니다.

가. 이상한 소리를 정기적으로 낸다.

나. 머리카락을 쥐어뜯는 버릇

다. 뛰어다니는 난해한 행동

라. 제자리에서 뛰는 행동

마. 꽥꽥 등 이상한 소리는 내면서 뛰는 행동

바. 언어장애(말소리를 알아들을 수 없는 경우)

이와 같은 여러 종류의 이상한 행동증상은 1차 3~6개월 이면 서서히 호전되는 상태가 확인될 수 있습니다. 이 호전되는 상태는 자폐발달장애의 치유가 완전히 되는 것이 아니고 계속 치유 될 수 있다는 증명을 하는 것이기 때문에 계속 치유하게 되면 지적 능력이 향상됨으로 인지 등의 지능향상과 아울러 자기 관리를 할 수 있는 정도의 치유가 될 수 있습니다. 그러나 자폐성 발달장애로써 발병시기가 10년 이상 경과한 환자는 치유에 장기간이 소요될 수도 있고 증상의 치유정도로 만족하지 않을 수 있습니다. 그러나 분명한 것은 성격 습관 등 모든 면에서는 서서히 개선 즉 호전될 수 있습니다.

◎ 계속 호전치유

1차 이상행동 장애증상이 치유되는 과정에서 인지능력과 자기애의 관리 등도 일부 같이 치유될 수 있지만 심령의학 뇌신경 치유와 더불어 재활교육 치료를 겸하면 효과가 상승되어 빠른 시일 내에 치유될 수 있게 됩니다. 이후 호전치유 효과는 완치라는 개념보다는 자기관리를 함으로 가족들이 보호하지 않아도 자기의 일을 혼자서 할 수 있는 정도까지 가능할 수 있습니다. 이후 계속해서 치유하게 되면 본인들의 타고난 특성을 살리면서 사회생활을 할 수 있는 정도로 치유될 수 있게 됩니다.

② 세계최초 심령 영체 투시 진단 요법

심령의학의 심령 영체 투시 진단 도법이란 세계 유일한 신비한 진단 요법입니다. 본원의 천기심령의학의 근간이기도 하는 도법으로 사람의 신체 몸과 영체를 투시하여 오장육부의 건강상태와 뇌신경과 골관절계와 모든 신체내부를 볼 수 있는 도법입니다.

앞서 말한 인간의 몸 즉 육체가 아닌 제2의 숨어있는 육체인 영체이기 때문에 MRI, CT에는 나타나지 않습니다, 영체는 4차원세계 형이상학적인 존재이므로 3차원세계 형이하학적인 현대의학으로는 진단되지 않습니다. 이렇기 때문에 기존의 심령치료와 심령의학 치료술은 다르다는 것입니다.

물론 정신세계의 영적인 영가를 위시한 모든 나쁜 존재도 진단할 수 있습니다. 이러한 사실은 현대의학에서는 상상도 할 수 없는 사실이며 믿기도 어려울 것입니다.

영체투시의 현상은 일반인들은 볼 수가 없습니다. 모든 것이 심령의학에 의해서이기 때문입니다. 일반인들이 문의하여 오는 내용 중에 심령의학을 배워볼 수가 없는가라고 문의하지만 배울 수가 없지는 않습니다.

천기의 선택을 받아야만 가능합니다. 그러나 이 선택은 인간의 마음대로 되지 않습니다. 그래서 세계 최초이며 유일하다고 하는 것입니다. 그러나 본인이 모르게 세계 어느 나라에 본인과 같은 심령의학을 하는 사람이 있을지도 모르겠지만 국내에는 없는 걸로 알고 있습니다.

본인의 천기심령의학 도법의 진행 순서 중에 치료 앞 단계이거나 최초 질병 진단 단계에서 필요시는 심령 영체 투시 진단을 할 수 있습니다. 특히 뇌신경 장애에 의한 질병인 발달장애, 틱 장애 치매 등 모든 뇌신경 계통의 진단에서는 절대적으로 필요한 진단 도법입니다.

최신 진단기기인 현대의학의 MRI, CT등 진단에서는 불치 난치병의 발병원인을 확실히 알 수가 없습니다. 오로지 발병 현상만 볼 수 있습니다. 그래서 불치 난치병으로 분류합니다. 발병원인은 심령의학에서만 알 수 있으며 볼 수 있습니다.

천기 심령의학에서는 심령 영체 투시 진단 도법으로 발달장애, 틱 장애 치매 등 환자의 대뇌, 소뇌 등 뇌신경의 어느 부위가 막혀 있거나 꼬여 있거나 또는 뇌신경이 함몰되어 뇌 조직이 형성되지 않았는지를 확실하게 알 수 있습니다.

이 진단에 의해서 천기 심령의학 도법으로 현대의학의 MRI, CT등의 진단에서 잘 나타나지 않는 미세한 뇌신경 내부를 확대하여 뚫는 치료를 하게 됩니다. 이러한 내용은 현대의학의 개념에서는 도저히 이해되지 않을 것입니다.

4차원 세계는 시간과 공간을 초월하기 때문에 MRI, CT로도 나타나지 않는 영체의 뇌신경 내부 공간도 크게 확대 할 수 있어 미세한 뇌신경을 확대하여 큰 구멍을 만들어 치료할 수 있기 때문입니다.

그래서 현대의학의 진단에서는 나타나지 않는 막힌 부위를 찾아낼 수 있으며 뚫어서 치료합니다. 다음 장의 발달장애 환자의 소뇌 신경 투시진단 치유란에서 대략적인 치유되는 과정을 그림으로 설명하겠습니다.

현대의학으로는 확실한 치료 방법이 없는 불치병인 뇌신경 계통의 고통 받는 사람들이 치료되어 최소한 자기 개성에 맞는 생활을 할 수 있도록 최선을 다해서 치유 봉사하고자 합니다.

③ 발달장애 환자의 소뇌 신경 투시 진단 치유 설명도

가. 뇌신경이랑과 고랑의 신경 치유 설명도

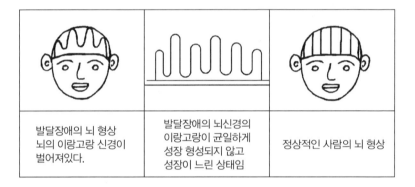

발달장애의 뇌 형상 뇌의 이랑고랑 신경이 벌어져있다.	발달장애의 뇌신경의 이랑고랑이 균일하게 성장 형성되지 않고 성장이 느린 상태임	정상적인 사람의 뇌 형상

나. 뇌신경이랑과 고랑의 신경이 살아나는 과정 설명도

	①	②	③	④
정상적인 뇌	뇌의 이랑이 좁다.	뇌의 이랑이 굵어 진다.	이랑이 많이 살아 난다.	정상적인 뇌
뇌신경의 정상적인 이랑고랑	발달장애의 원인이 되는 뇌신경의 이랑이 성장하지 못해서 고랑, 이랑 신경의 간격이 넓어서 신경전달 세포 생성이 안된다.			뇌신경의 정상적인 이랑고랑

④ 심령의학 영체(유체) 접신 치료법

앞서 심령 영체 투시 진단 도법에서 밝힌 바와 같이 사람의 몸은 눈에 보이는 육체와 MRI, CT등에도 나타나지 않는 눈에 보이지 않는 영체(유체)가 있다고 설명하였습니다. 눈에 보이는 육체와 눈에 보이지 않는 영체(유체)가 합일되어 한 몸으로 되어 있는 것입니다. 이 육체와 영체(유체) 중 한 몸에서만 이상이 생겨도 신체적인 질병이 발생하게 됩니다.

그러나 현대의학은 눈에 보이는 육체만 치료하는 의술이기 때문에 절반 밖에 치료 할 수 없는 것입니다. 심령의학에서는 현대의학에서 알 수 없는 영체(유체)와 실제 신체 몸인 육체를 전부 치료하는 개념입니다. 물론 영체(유체)를 치료하므로 육체의 질병 치료 효과가 극대화 될 수 있다는 논리인 것입니다.(의학적인 상식을 벗어나는 치유가 된다.)

환자를 직접 상면해서 치유하는 것이 원칙이지만 부득이한 사정으로 국내에 거주하는 사람도 중환자로서 거동하기 힘든 경우나 외국에 거주하는 사람으로서 천도원을 방문하기 힘든 경우는 환자 본인이 없어도 원격으로 심령 영체 투시 진단하여 그 결과에 의해서 원격치유 할 수 있습니다.

4차원 세계는 심령세계로써 시간과 공간을 초월하므로 같은 공간에 존재하는 원리입니다. 영체투시진단 도법 중 앞서 말한 영체(유체)를 천도원에 오게 해서 진단하는 방법과 사람이 거주하고 있는 서울이나 외국에 투시하여 진단하는 방법이 있습니다. 이 원리와 같이 치료 역시 실제 사람은 서울이나 외국에 있지만 눈에 보이지 않는 영체(유체)를 천도원에 오게 해서 접신하여 치유하는 원리입니다. 이때 일시적으로 유체 분리 현상을 유발해서 치료하게 되며 실제로 치유가 됩니다. 앞서 말한 심령론의 원리에 의해서입니다. 그러나 너무 중한 환자일 경우는 유체 분리하지 않고 치료하는 심령영체 치유를 하게 됩니다. 이러한 원격 심령 치유는 세계 유일한 심령의학의 근간이기도 합니다.

이 원격심령치료로서 국내 및 세계 각국에 있는 불치 난치병을 치유하여 본인의 남은 생을 발달장애, 틱장애, 치매 등 불치성 난치병 치유에 공헌하고자 합니다.

⑤ 심령 원격 진단 치유요법의 개념

–환자를 상면하지 않고 치유하는 요법

환자를 직접 상면해서 파장감정과 심령감정을 통한 치유가 원칙이지만 부득이한 경우는 환자 상면 없이 원격진단 치유하게 됩니다.

본원의 천기심령의학 치료도법은 세계 최초이며 유일한 5차원 세계 치료도법이라고 할 수 있는 신비의 치료요법으로 환자를 만나지 않고 치료하는 원격 치유도법입니다.

일반인들이나 현대의학에서는 믿기 어렵고 이해하기 곤란한 요법임에는 틀림이 없을 것입니다. 많은 환자들이 문의해 오는 분야이기도 합니다.

어떻게 환자를 만나지 않고 발달장애, 틱 장애 치매 등 뇌신경 질환과 각종 난치성 불치병의 진단 및 치료가 가능한가? 또한 국내나 일본, 미국 등 외국에 있는 환자도 만나지도 않고 감정 진단하고 낫게 한다니 의학 이론상 맞지도 않고 지금까지 듣지도 못한 황당한 이야기라고 치부할 것입니다.

그러나 본인의 천기심령의학 치료도법에서는 확실히 가능합니다. 환자를 직접 상면해서 치유하면 100% 치유되지만 원격치유는 8~90%입니다.

원격 치료도법의 근간은 천기심령의학 치료도법의 파장 원리에 의한 것입니다. 인간세상의 모든 정보는 하늘에 입력되어 있습니다. 4차원 세계는 시간과 공간을 초월하는 형이상학적인 분야이기 때문에 부산과 서울 또는 한국이나 일본 등 전 세계 어떠한 나라에 있더라도 거리의 개념이 없습니다.

부산과 서울이 같은 공간이며 한국과 일본도 같은 공간이라는 개념입니다. 그러나 공간이라는 개념은 개체를 구분하기 위함이지 사실은 동일체의 개념입니다. 부산, 서울, 일본이라는 지도상의 위도 개념이 아니고 한 몸으로 묶여있는 동일체라는 이론인 것입니다. 형이상학적 4차원 세계안에 형이하학적 3차원현실 세계가 공존해 있다고 설명할 수 있겠습니다.

⑥ 파장 원리와 감응 원리

원격 감정 및 치료의 개념은 파장 원리와 감응 원리에 의한 것입니다. 파장이란 눈에 보이지 않는 과학의 세계입니다. 우리 주변에 존재하는 생물이든 무생물이든 모든 형상의 물체에는 그것들이 존재하는 원소의 결합으로 되어 있습니다. 물은 H_2O, 금은 Ag, 철은 Fe 등과 같이 단일 또는 여러 가지 원소들로 화합하거나 결합체의 형태로 되어 있습니다. 생물인 사람도 여러 가지의 물질의 원소로써 구성되어 있으므로 화학 결합된 특성을 지닌 생물체의 인간으로 태어나 끝없이 대사과정을 통하여 화학변화를 일으키므로 끝없는 파장을 발생하고 있습니다.

무생물이든 인간을 위시한 생물이든 간에 모든 물질을 구성하는 원소의 중심에 원자핵(+)이 있고 그 주위를 전자(−)가 회전하고 있기 때문에 눈에는 보이지 않지만 분명히 전자파장이 발생하고 있다고 과학적으로 밝히고 있습니다.

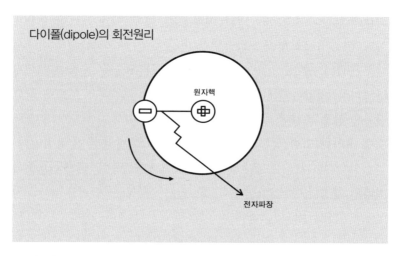

다이폴(dipole)의 회전원리

원자핵

전자파장

이 전자파장을 심령세계에서는 심령파장이라고 본인은 요약합니다. 세상 만물에는 고유의 각기 다른 파장이 존재하므로 사람도 전부 다른 각자의 고유파장 속에 살고 있습니다. 이 지구상에 많은 사람에게 각자의 파장은 각자가 태어날 때부터 가지고 있는 정확한 이름이라고 할 수 있습니다.

천기심령의학에서는 이러한 원리에 의해서 사람 각자의 가지고 있는 고유파장을 입력하여 4차원 세계 심령학에 의해서 원거리 원격 감정 및 치유가 가능합니다.(감정 시에는 이름, 나이 등 인적사항[고유파장]이 있어야 한다.)

정확한 인적사항[고유파장]이 입력되어야 하므로 확인하기 위하여 직접 상면하는 것이 원칙이나 환자가 방문 불가시에는 가족이라도 한 번 방문하는 것이 효과적입니다. 이때 정확한 이름 등 인적사항이 입력되어야 원격 감정과 치유를 할 수 있게 됩니다.

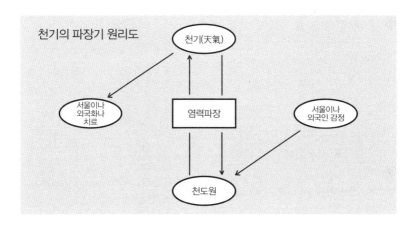

(4차원의 파장기이므로 직접 만나지 않아도 감응한다.)

앞서 말한 바와 같이 원격파장감정에는 감정할 사람의 인적사항이 즉, 고유파장이 있어야 하며 그 중 가장 중요한 부분은 감정하는 사람의 정확한 이름입니다.(가급적이면 개명하기 전 본명이 정확하다.) 이름의 고유파장에 감응원리가 적용됩니다.

미국이나 세계 어느 나라에 있는 사람이라도 정확한 고유파장 감정이 되면 천기에 의해서 서울이나 외국에 있는 사람의 고유파장인 즉 정확한 이름을 입력하여 심령감정, 진단 치유 하면 어떠한 난치성 질병도 치유할 수 있습니다.

본 원의 원격치료 개념을 완전히 상세하게 소개하기는 힘듭니다. 워낙 고차원적인 심령치료 분야이기도 하지만, 본인의 심령의학을 흉내 내어 많은 물의를 일으킬 우려가 있기 때문입니다.

7) 자아 형성과정 치유

　자아 형성이란 자신의 인품, 인격이 형성되는 과정입니다. 그 동안 발달장애 치유 과정에서 부모나 보호자로부터 걱정스럽게 문의 차 연락 오는 내용이 그 동안 하지 않았던 행동에 이상한 행동을 한다고 문의하는 분들이 있습니다. 그러나 이것은 이상 현상이 아니고 정상적인 과정입니다. 즉 자아 형성되는 과정이라고 보면 되는 것입니다. 대체적으로 다음과 같은 행동들입니다.

　① 얌전하던 내성적 성격이 수시로 명랑해진다.
　② 시키는 대로 하던 성격이 하지 않으려고 한다.
　③ 바로 가르치기 위해서 조금만 지적에도 반항한다.
　④ 하던 일도 하라고 하면 하지 않고 반항한다.
　⑤ 반항하는 빈도가 발악적이다.

⑥ 어떤 일에 대한 맞지 않는 논리를 내세운다.

⑦ 학교에서 친구나 선생님에게 본인의 생각과 맞지 않는 이야기를 들으면 항의하고 의견을 내세운다.

이외에도 그 동안 하지 않던 많은 종류의 행동을 하는 것은 비정상적이 아니고 정상적인 성장치료 과정이라고 봐야합니다.

이 기간은 대략 3개월에서 6개월까지이며 개인차에 따라서는 더 긴 기간이 될 수도 있습니다. 이러한 경우에는 발달장애 증상으로 그 동안 두뇌신경 이상으로 뇌신경이 정상적으로 되지 않았으므로 정상적인 나이의 인격이 되지 못하고 도태되어 있었기 때문입니다.

본원의 심령의학의 뇌신경을 살리는 치료를 하면 서서히 뇌기능이 살아나므로 정상적인 나이에 맞는 성격 및 인격이 형성되게 됩니다. 환자 자신이 생각하는 사물에 대한 판단이나 맞지 않다고 생각하는 일들에 대해서 자신의 생각을 내세우는 것이라 보고 환자와 눈높이의 생각, 행동을 보호자가 같이 함으로써 환자가 공감의식을 가지게 되며 알아듣도록 타이르면서 교육시키면 서서히 개선될 수 있게 됩니다. 대체적으로 10-15세 미만일 때가 가장 치유가 효과적입니다. 치유 과정에서 본인은 보호자들에게 당부하는 것은 너무 닦달하지 말고 또한 보호자의 생각만 하지 말고 현재 연령보다 절반 이하 정도의 어린 연령으로 봐야 한다고 당부합니다. 이 모든 것은 환자가 치유되어가는 것이며 자아 형성되는 치유과정이라고 볼 수 있습니다.

8) 발달장애 치유사례

　본서에서는 치유사례를 생략하고자 했습니다. 왜냐하면 발달장애는 완치개념의 치료약이나 치료법도 없으며 아울러 세계적으로도 완치된 환자가 한명도 없다는데 본인이 심령의학 영체 치유법으로 치유했다면 거짓이라고 하지 않을까 하는 마음 때문이었습니다. 그러나 치유 사례를 밝혀야 한다는 주위의 권유를 받아서 사실대로 치유된 사례를 공개합니다. 환자들의 부모님과 가족들이 참고를 하시고 나을 수 있다는 희망을 가지십시오.

① 발달장애 치유사례(정신지체, 언어장애)

　발달장애의 딸을 둔 부부가 본원을 방문하였습니다. 어릴 때부터 기능미달 즉 발달장애였다는 것입니다. 학교는 항상 어머니가 함께 다니면서 특별조치로 고등학교까지는 마쳤는데 25세인 연령에 비해서 5세 정도의 정신연령이라는 것입니다.

　이분들 역시 병원치료, 기 치료, 무당 굿 등 해보지 않은 것이 없다는 것이었습니다. 세월이 흘러 이제는 과년한 처녀가 되니 부모로써는 더욱 안타까운 마음이었습니다. 장애인 자식을 둔 부모의 마음을 알기에 도와주고 싶은 심정으로 일단 파장감정을 해보았습니다. 감정 결과 증조부 조상과 방계 조상들의 영혼이 고통 받고 있으며 어떤 장소의 동티의 나쁜 기가 있는 것이었습니다.

　자폐증이나 정신발달장애의 뇌신경장애는 정신질환과 뇌신경장애가 혼합되어 있기 때문에 일차적으로는 정신질환증세의 치료부터하고 천기심령치료로써 이차적으로 뇌신경 질환치료를 해야 합니다. 이 분들의 정신질환치료와 아울러 뇌신경질환 치료를 위하여 천기심령 의학도법의 천기심령치료를 해본 결과 이 환자가 선천적으로 발병이 된 원인을 알게 되었습니다.

　이 환자에게 입력되어있는 동티의 나쁜 기가 원인이었던 것입니다. 어떤 사연에 의해서 무당굿을 할 때는 좋아지려고 한 것이지만 잘못되면 이렇게 선천적인 정신발달장애의 자식을 낳게 됩니다. 이 때 나쁜 기가 이 환자의 어머니의 자궁에 들어가 있다가 이 환자를 임신할 때 머리 뇌신경에 빙의되었기 때문에 이 환자가 정신발달장애인이 된 것이었습니다. DNA이상이 발생 된 것이죠.

　파장과 심령감정결과에 의한 소뇌신경의 벌어져있는 이랑 고랑의 접합치료를 위해서 심령의학 영체 치유법으로 이랑을 넓게 해서 고랑과 접합간격을 줄여서 접합시켜서 신경이 서로 전달되게 하였습니다. 천기로써 발달장애 요인인 영적의 DNA를 정상적인 뇌신경이 되게 치유했습니다. 이후 이 환자의 뇌신경의 막힌 부위를 치료존신님들이 전부 뚫어서 뇌신경선이 살아나게 하고 일부 함몰된 부위는 주물러서 살려내는 특수한 치료를 하였습니다. 심령의학 영체 치유도법으로 뇌신경을 완전히 치료한 것입니다.

현대의학에서는 상상도 할 수 없는 신기한 치료를 한 것입니다. 이러한 치료를 마친 후 6개월 후 연락이 왔습니다. 이제는 피부미용학원에 수강해서 열심히 공부하고 있다고 하니 감사한 일입니다. 현대의학으로 치료불가 판정이 되어 자포자기한 한 명의 인생을 이렇게 생명회생 시켰으니 하늘에 감사드릴 뿐입니다.

심령의학 치료도법으로 임상의학적 치료하는 과정들이 일반인들에게는 기이하고 이해하기 곤란할 것이라고 생각합니다. 그러나 앞에서 거론했듯이 천도원의 심령의학도법을 믿는 마음을 가져야 한다고 재차 강조하고 싶습니다. 치료 사례 중에는 환자는 직접 상면하지 않고 제3자 대리 심령 치료한 것이 많습니다. 이와 같이 국내나 외국의 세계 어느 곳에 있는 환자라도 직접 상면하지 않고도 원격 심령치료를 할 수 있는 것은 천기심령 의학치료 도법이기 때문입니다. 이 신비의 비법인 천기심령 의학치료 도법을 이 지구상의 한국, 부산에 살고 있는 천도원 거사 본인에게 허락 해준 하늘에 감사드립니다.

②발달장애(자폐증) 치유사례(영적인 경우 치유)

대전에서 7세 아들의 자폐증 때문에 부모가 방문하였습니다. 아들이 태어 날 때부터 우측 머리가 외관상 조금 함몰된 상태였으며 현재 3살 난 아이들의 상태로 간단한 표현밖에 못하니 안타까워 못 보겠다는 표현을 하셨습니다. 자폐증이란 타인에 대한 심한 결핍으로 자신의 내면사고에 몰입해서 퇴행과 언어발달의 지체가 주 증상인 뇌신경질환으로 현대의학의 기술로써 확실한 치료방법이 없는 현실입니다.

본 천도원의 천기심령의학을 현대의학으로 확실한 치료방법이 없는 경우에는 현대의학이 인정하고 같이 공존한다면 인류건강에 증진할 수 있을 텐데 안타까울 따름입니다. 자신의 내면 사고에 몰입해 있는 자폐환자에게 현대의학의 재활치료를 한다는 것은 치료에 큰 도움이 되지 않지만 현재까지의 치료방법으로써는 유일한 길입니다.

본 천도원의 천기 심령의학은 원인 없는 결과는 없다는 논리로써 모든 질병의 발병 근본원인을 찾아서 그에 합당한 심령치료로써 모든 질병치료를 합니다. 자폐증 역시 뇌신경 계통 질환이 발생된 원인을 감정해야 치료의 해결책이 나옵니다.

일단 자폐증 환자의 영체투시 감정을 해본 결과 분명한 발병원인이 있는 것으로 확인 되었습니다. 뇌신경 조직이 완전히 함몰되어 있고 부위는 우측 머리 뇌신경이었습니다. 더욱 상세한 원인을 알기 위해서 심령감정을 해 본 결과 이 환자의 조부 때문에 피해를 입은 원혼영가의 나쁜 기 때문에 생긴 질병이란 것이 확인되었습니다. 이 환자의 머리에 있는 모든 나쁜 사기를 천기로써 제거하고 나니 치료존신님들이 몇 분 내려오셨습니다. 이 환자의 양 옆으로 둘러서서 머리 내부를 관찰하시더니 마비되어있는 뇌신경을 손으로 전부 만져보시니 이 환자가 태어날 때 함몰된 상태였던 우측 머리의 불완전한 뇌신경의 실 같은 신경이 꿈틀꿈틀 살아나면서 뇌세포가 살아나고 머리 전체의 뇌신경이 살아났습니다. 이후 몇 차례의 천기심령의학 치료를 통해 모든 신경을 살려 놓게 됩니다. 그동안 자폐 증세에 의한 신경질환의 증세가 조금씩 사라지고 재활활동 생활에 의하여 같은 나이의 지능이 될 수 있도록 서서히 회복 되어가는 치료를 하였습니다. 8개월쯤 되었을 때 환자의 부모로부터 연락이 왔습니다. 이젠 아이가 순해지고 착해졌다고 감사하다고 인사를 하시는 것입니다.

③ 발달장애 치류사례(뇌신경장애 경우)

고등학교 선생님이 본원을 방문하였습니다. 아들이 지적장애로써 남들에게 부끄러워서 못 살겠다는 말을 하면서 지금까지 할 수 있는 방법을 다 해봤는데 도저히 치료가 안 되기 때문에 마지막으로 천도원의 소문을 인편으로 듣고 왔다면서 사실은 학교도 그만두고 아들을 데리고 아무도 모르는 산에 들어가서 생활할 계획이라고 하였습니다.

그래서 부모에게 내가 낮게 해 줄 터이니 학교에 사표 내지 말라고 충고했습니다. 실업학교 과학계통 선생님이니 심령의학에 대한 개념의 설명을 듣고 이해를 해서 다행이었습니다. 보통 심령의학의 개념을 이해하지 못하고 무조건 낮게만 해달라는 부모들이 많습니다. 1차적으로 심령의학의 파장감정과 영체 투시법으로 감정해본 결과 뇌신경 장애에 의한 발달장애란 것이 진단되어서 우선 소뇌를 영체 투시해본결과 소뇌가 정상적으로 발달 되지 않고 아울러 대뇌의 신경도 발달되지 않은 것이었습니다.

치료존신님께서 우선 소뇌의 신경을 살리는 치료로써 뇌신경의 이랑 고랑의 벌어져있는 것을 몇 개월간 계속해서 접합시키는 치료를 하셨습니다. 아울러 연관되는 대뇌 등 뇌신경 전체의 이랑 고랑

신경을 접합 시키는 치료를 행 했습니다. 부모는 매달 천도원을 직접 방문해서 1개월쯤부터 미세하게 아들의 행동과 생각하는 지적 능력의 변화를 이야기하면서 아주 좋아하셨습니다. 4개월쯤 되었을 때 "거사님 귀찮아 죽겠다"고 이야기 하여 "왜 그러느냐"하니 사사건건 아버지를 가르치려고 한다는 것이었습니다.   이것은 증세의 호전 변화되는 현상이라고 말하면서 "왜 귀찮으냐?"하니까 예를 들어, 밤마다 라면을 끓여 먹었는데 어느 날부터 밤에 라면을 먹으면 안 되는 이유를 설명하면서 못 먹게 한다는 것이었습니다. 이것은 생각하는 지적능력이 살아나고 있다는 사실을 보여주는 것 이었습니다. 이후 부모인 선생님이 천도원을 방문하는 횟수가 뜸해지는 걸로 봐서 증상이 완전 호전되었다는 증명입니다. 그런데 어느날 아들이 검정고시 합격해서 대학의 사회복지학과에 시험을 친다는 소식을 전해오니 본인은 깊은 치료의 보람을 느꼈습니다.

치

매

본인은 현대의학인이 아니기 때문에 현대의학의 전문적인 개념이나 설명은 하지 않습니다. 단지 심령의학에 의한 모든 것을 밝힐 뿐입니다.

치매란 성인이 되면서 후천적으로 발병되는 불치성 뇌 질환입니다. 증세로는 기억력, 판단력, 방향감각, 언어장애 등의 여러 영역의 인지기능이 감소하여 일상생활을 혼자서 제대로 하지 못하고 가족들이 간호로 인해 가족 전체의 생활이 무너지는 난치 질환입니다.

치매는 알츠하이머 치매와 혈관성 치매 등으로 크게 구분되는데 혈관성 치매는 뇌출혈, 뇌경색 등이나 약물과다 복용 등에 의해서 발병되는 질환으로 현대의학 치료술로 어느 정도까지는 치료가 가능할 수도 있지만 알츠하이머 치매는 확실한 발병원인도 모르고 의학적으로 알려지기로는 뇌신경에 "베타아밀로이드"라는 단백질이 침착되어 뇌의 신경전달기능이 도태되었다는 정도입니다. 결론적으로 현대의학치료술로는 치료 불가한 불치질환으로 전체 치매환자 중 60% 이상을 차지합니다. 또한 정신적인 증세와 치매증상이 복합된 루이체치매도 있습니다.

심령의학 영체치유법으로는 알츠하이머 치매와 루이체 치매는 치유할 수 있습니다. 심령영체 투시해 보면 발달장애는 소뇌신경이 미숙이거나 벌어져 있는데 알츠하이머는 나쁜 물질에 의해서 뇌의 이랑 고랑의 뇌신경이 마비되어 있는 걸로 감정 진단됩니다. 치매는 대뇌를 위주로 해서 소뇌 등 뇌 전체의 뇌신경세포를 살리는 치유를 해야 합니다. 본인은 심령의학 영체치유법으로 알츠하이머 치매 환자를 발병한지가 얼마 되지 않았거나 또는 연령이 젊은 환자는 단시간에 거의 정상적인 상태로 치유시키고 있습니다.

※ 치매 치유에 대한 심령의학 설명도는 뒷장의 심령의학의 치매환자의 뇌신경 투시진단 치유에서 설명 하고 있다.

1) 세계최초 알츠하이머치매, 루이체치매 심령영체치유법

−세계 최초 치매 뇌신경 치유법 공표
−치매는 반드시 증상 호전치유 수 있다−

알츠하이머 치매는 세계적인 현대의학 치료술인 치료약이나 수술 등에 의한 임상의학 치료의술로써는 호전치료 할 수 없는 불치 난치병입니다.

그래서 현대의학으로 치료 불가한 불치병인 알츠하이머 치매와 루이체 치매를 반드시 치유하기 위해서 본인은 일반적인 3차원의 현상을 넘어선 심령영혼의 4차원 세계를 연구하게 되었습니다.

그렇게 수십 년 연구하던 중 현대의학의 치료의술과는 완전히 다른 불치병인 치매를 치유할 수 있는 비법을 터득하게 되었고 현대의학이나 치매는 불치병으로 인식되어 있는 일반인들이 믿기 힘든 비법이라 할 만큼 획기적인 연구의 결과로 나타났습니다.

즉, 치매는 현대의학의 치료나 약물 등으로는 호전을 기대하기 힘들다고 대다수가 인식하고 있지만 세계 최초의 치유법인 심령과학의 심령의학 SMR(Soul Medicine Remedy)이라는 신비의 치유도법을 통하여 치매 치유가 가능해지게 되었습니다.

알츠하이머 치매의 특징은 최근의 기억을 잊어버리는 것입니다. 가장 가까운 자식이나 남편 또는 아내를 기억 못하게 됩니다.

현대의학이 치매환자를 요양원이나 병원에 입원시켜 자유로운 생활을 할 수 없는 밀폐된 환경에서 치료한다고 하면 심령의학은 현대의학과 달리 가정이나 직장생활 등 자유로운 환경에서 정상적인 생활을 하며 치료할 수 있습니다. 또한 현대의학은 기기로 진단하고 치료약에 의하여 질병을 치료하는 것이라면 심령의학은 진단기기나 부작용 많은 양방 한방 등 치료나 물리적인 방법이 아니고 영혼의 실체 즉 영체를 치료하는 요법입니다. 특히 현대의학 치료의술로 치료 불가한 알츠하이머 치매와 루이체 치매를 치유할 수 있는 심령의학 영체치유도법을 완성했습니다.

세계적인 현대의학 의료업계나 일반인들이 이해하기 곤란한 치료법인 심령과학의 심령의학 영체치유법이란 용어는 심령업계 최초로 이탁포 본인이 명명하였습니다.

심령의학 영체치료는 기존의 단순한 귀신의 존재 등을 퇴마하고 제령하는 영적인 치료에 의존하는 기존의 심령치료와는 완전히 다릅니다. 물론 심령치료도 심령과학의 일부분인 분야로 심령 영적인 원인에 의한 질환 등의 치료에 적용되는 분야임에는 틀림없습니다.

다양한 종류의 질병 특히 현대의학으로 확실한 완치의술이 없는 치매, 발달장애 등 불치, 난치병의 환자를 살리는 일에 한계를 느껴왔습니다. 이를 극복하기 위해 단순한 심령세계의 영혼치료분야의 세계가 아닌 국내에서는 다소 생소한 분야인 심령세계를 체계적으로 입증할 수 있는 자연과학적인 분야를 연구하게 되었습니다.

특히 일반인들이 기존의 영가 즉 귀신의 존재를 퇴마 즉 제령하는 단순 무당 수준의 심령치료에 거부반응을 느껴서 심령의학도 같은 계통으로 취급하기 때문에 자연과학을 연구하게 되었습니다. 바로 이 자연과학을 심령과학이라고 할 수 있습니다.

심령과학이란 각자가 믿고 있는 종교와는 관계가 없습니다. 어떤 종교적인 "이슈"와도 관련이 없고 포괄적인 의미의 4차원 세계 즉 광활한 대우주 천상세계인 영혼세계의 현상을 심령현상이라 하고 이 같은 심령현상과 영계의 여려 현상을 계통적으로 연구 정리하여 그 속에 일반적인 법칙을 발견해서 이를 응용하는 학문을 바로 심령과학이라고 합니다. 앞서 설명한바와 같이 이 자연과학계통의 심령과학은 약 120년 전 미국에서 시작하여 학문적인 체계가 세워지기 시작했고 현재는 미국, 영국, 스웨덴, 독일, 일본 등 많은 나라들에서 물리학자와 천문학자 등 저명한 과학자들이 연구하여 현세의 자연과학과 대등하게 체계화되고 있는 실정입니다.

그러하다면 이미 세계적으로 120년 전부터 있어 온 심령과학의 심령의학이라면서 어떻게 이탁포 본인이 세계 최초라고 하느냐하는 질문을 할 수 있겠습니다. 본인이 세계최초라는 것은 심령과학의 심령의학에 고대로부터 있어 온 "샤머니즘"사상을 접목하여 심령영체치유법을 완성하였음을 말하는 것입니다. 특히 사람의 신체, 뇌신경 등 몸 내부를 병원의 MRI처럼 투시 할 수 있으므로 알츠하이머 치매환자의 뇌 속의 여러 현상을 확실하게 투시하여 뇌의 벌어져 있는 이랑고랑의 오염된 물체를 치료 존신님이 제거하여 함몰되어 쭈그러져있는 뇌의 영체의 뇌신경을 깨끗이 하면 영체의 뇌신경 세포가 살아나고 아울러 실제 사람 뇌세포가 살아나서 치유가 됩니다.

뇌신경의 이랑고랑의 나쁜 물체의 존재가 바로 현대의학에서 알 츠하이머 치매의 발병원인으로 정의하고 있는 "베타아밀로이드"라 는 나쁜 단백질 물질과 동일한 물체라고 생각합니다. 이 나쁜 물체 를 깨끗하게 제거하면 알츠하이머 치매는 반드시 서서히 호전 치유 됩니다. 이에 대한 치유확인은 3~6개월 정도면 서서히 증상이 호 전되는 변화를 치매환자 가족들이 문진 등 여러 가지로 확인 할 수 있습니다.

이 치유도법의 핵심은 어떠한 기기나 진단기 및 치료약 등이 필 요하지 않습니다. 부득이한 경우는 환자를 직접 상면하지 않고도 발병원인과 병의 증세 및 발병부위 등을 감정 진단할 수 있는데 이 는 불치 난치병의 치료를 할 수 있는 세계 최초이며 유일한 특수비 법인 영혼의 영체(유체)치료법입니다. 특히 세계최초로 사람 신체 몸 내부를 투시 할 수 있는 비법이 있으므로 알츠하이머 치매환자 의 뇌 속을 투시하여 문제되는 뇌신경을 알 수 있습니다. 아무런 영 상 장비도 없이 사람인체 속이나 뇌신경을 투시할 수 있는 투시법 은 세계 유일합니다.

일반인이나 의학계에서 부정하고 믿기 어렵겠지만 사람은 누구 나 사람의 눈에 보이는 육체와 눈에 보이지 않는 영체가 합일되어 있습니다. 이 영체를 투시하는 특수비법으로 치유하는 도법을 세계 최초의 심령의학 영체치유 도법이라고 심령업계 최초로 본인이 명 명합니다.

이 영체는 영적인 존재의 모든 실체와 합일되어 있습니다. 그러나 이 영체는 현대의학의 MRI, CT등의 각종 진단기기에 의해서는 진단되지 않습니다. 심령영체에 이상이 있는 질병 즉 심령세계 영적인 원인에 의한 질병은 현대의학의 병원에서 암치료 5년 생존율이란 근거에 의해서 암 완치라는 판정을 받은 환자가 10년 내에 재발되고 또한 모든 질병의 치료에서도 연속 재발되는 것입니다.

이 경우는 현대의학 치료의술, 즉 육체의 치료만으로는 완치될 수 없는 원인인 심령영체에 의한 질병을 모르기 때문입니다. 예를 들면 국내 폐암 전문의학박사가 폐암으로 사망하고 국내 재벌이고 종합병원 소유하고 있는 분들도 조상이 폐암 등 난치암으로 사망하고 지금도 투병중인 것은 전부 영체에 의한 질병이기 때문에 최고의 수준 현대의학 치료의술로는 치료 할 수 없는 것입니다. 이분들은 심령의학 영체 치유법으로 조상 때부터 유전되는 질병의 근원을 제거해야만 유전에 의한 병의 치료가 됩니다. 현대의학의 치료의술만 믿고 있다가 사망하니 안타깝습니다.

심령의학 영체 치유도법은 반드시 호전시키는 치료술입니다. 특히 치매는 개인차의 병세에 따라서 다소 차이는 있지만 3개월에서 6개월이면 완치는 아니더라도 거의 정상적인 생활은 할 수 있게 호전 치유되는 현상을 볼 수 있습니다. 현대의학 상식으로는 도저히 이해할 수 없는 것은 지금까지의 현대의학의술이나 대체의학 등 모든 치료방법에 없는 치료법이기 때문에 믿기 어려울 것이라 생각합니다.

다시 한 번 심령영체 치료술을 거론하자면 심령의학은 현대의학 의술인 사람의 육체(인체) 즉 몸과 현대의학의 MRI, CT 등 영상진단기기 검사에도 나타나지 않고 혈액검사와 DNA 검사 및 세포의 구성까지 검사할 수 있는 초정밀 검사에도 나타나지 않는 존재인 영체를 MRI와 같은 수준으로 투시하여 심령세계에서 수술도 하고 투약도 하는 치유의술입니다. 물론 일반인들은 볼 수 없습니다. 치유되는 결과로써만 입증할 수 있습니다.

이 모든 치유행위는 본서의 앞장에서 소개한 심령의학 천상종합병원에서 거행합니다. 이 모든 것을 일반인들에게 실체를 다 공개할 수 없는 것이 안타깝습니다.

왜냐하면 영혼의 실체를 규명할 수 있는 과학적인 방법이 없기 때문입니다. 심령의학은 이렇게 현대의학적인 초정밀 검사에도 확인할 수 없는 사람의 육체(육신)와 같이 영원히 존재하고 있는 치매의 원인인 보이지 않는 육체인 뇌신경 세포의 영체(유체)를 특수비법으로 치료하는 근원적 치료개념입니다.

현대의학으로 불치병인 알츠하이머 치매와 루이체 치매는 심령과학의 4차원세계에 존재하고 있는 "천상 심령종합병원"의 심령의학 영체치유 방법으로 반드시 호전 치유될 수 있습니다.

2) 영체투시법

1차적 치유방법인 심령의학 영체 투시진단법으로 알츠하이머 치매환자의 뇌를 투시해보면 뇌 표면의 들어가 있는 부위인 고랑이 오염되어있는데 오염된 상태가 하수구의 진흙 같은 형상의 형태로 뇌신경이 전달되지 않게 마비되게 꽉 차서 막혀 있으므로 자연적으로 뇌의 전두엽과 측두엽 등 모든 뇌신경의 세포의 고랑 이랑이 완전히 벌어지고 말라 비틀어져있는 상태는 마치 호두알맹이가 바짝 말라져있는 것과 같이 함몰된 상태로 줄어져 있으므로 신경전달이 되지 않으므로 치매가 되는 것입니다.

현대의학의술로써는 약품이나 어떠한 방법으로도 벌어져있는 이랑 고랑을 접합되게 하는 의술은 없기 때문에 알츠하이머 치매와 루이체 치매환자를 호전 치유할 수 없는 것이다. 그러나 세계 최초의 심령의학영체 투시법으로는 진단치유가 가능합니다.

　이러한 치매를 유발하는 뇌의 고랑에 꽉차있는 나쁜 오염물질들을 심령의학 특수 치유법인 심령영체 특수치유법으로 완전히 제거 가능하므로 제거하면 벌어져있는 이랑 고랑의 간격이 줄어들고 새로운 신경이 살아나므로 원상태로 완전히 회복되지는 않지만 뇌신경을 살려서 통할 수 있게 되므로 단시간에 기억력과 인지력이 회복될 수 있으므로 치매 증상 진행중지와 큰 불편함 없이 일상생활을 할 수 있는 1차적 근치치유와 완화 수준의 치유가 가능해질 수 있습니다.

　치유에 대한 확인은 가족들이 환자의 현재 증상을 체크해야합니다. 대체적으로 10가지 이상의 증상을 가지고 있습니다. 그리고 1차 6개월 정도에서 나열한 증상 중 절반이나 일부라도 호전 개선되는 것을 1개월 단위로 수시로 확인해야 합니다. 분명히 호전치유 됩니다.

　이러한 치매증상 치유하는 과정에서의 심령의학 영체 치유법은 어떠한 치료약품이나 건강식품 등이나 물리적인 방법은 절대적으로 필요하지 않습니다. 때에 따라서는 환자를 직접 상면하지 않고도 원격으로 치매를 치유할 수 있습니다. 모든 치유의 근간은 세계 최초의 심령과학의 심령의학 영체 뇌신경 투시진단과 치유비법에 의합니다. 알츠하이머 뇌신경의 치유되는 과정을 간단하게 다음과 같이 그림으로 설명합니다.

3) 심령의학의 치매환자의 뇌신경 투시진단 치유

A. 이랑 고랑의 신경치유 설명도

치매환자의 뇌 형상 뇌의 이랑 고랑이 벌어져 있다.	고랑 속에 있는 나쁜 영체의 물체가 제거되면 치매 증상이 치유된다.	정상적인 사람의 뇌 형상

B. 고랑의 오염 영체 제거 신경 치유 설명도

	①	②	③	④
정상적인 뇌	오염 된 뇌 구조	오염체 제거되는 뇌	오염체 제거되는 뇌	정상적인 뇌
뇌 단면도	치매의 원인이 되는 고랑에 있는 영체의 오염 물체를 제거하여 정상적인 뇌신경이 살아나서 호전 치유되는 과정			뇌 단면도
정상 뇌 고랑				정상 뇌 고랑

4) 심령의학의 영체 치유 방법

심령과학이 자연과학의 한 분야로써 세계 선진국의 과학계통 지식인들이 연구하고 있다는 것을 앞에서 밝혔지만 일반인들 특히 영의 세계를 부정하는 무신론자들은 영혼이 존재한다는 것은 현대과학과 모순된 것이라고 할 것입니다. 뿐만 아니라 현대 과학적으로 설명할 수 없는 것은 모두 미신이라고 단정 짓고 영혼의 세계를 믿는 사람들을 무시하고 비과학적이라는 구실을 억지로 만들어서 부정하는 현실입니다. 그런데도 세계적으로 많은 과학이나 의학계통 및 논리적인 사고를 가지고 있는 사람들이 보이지 않는 종교는 왜 믿고 있는지 이해가 되지 않습니다. 대다수의 종교 교주들은 살아 있는 인간이었는데 왜? 이분들의 영혼은 극히 존경하고 애타게 기도하고 있는지 묻고 싶습니다. 이와 같이 눈에 보이지 않는 종교와 같은 영혼의 세계는 분명히 존재하고 있습니다. 바로 기독교의 예수와 불교의 석가모니와 기타 모든 종교의 종주들의 실체를 말합니다.

현대과학이 많은 진보를 해서 인류를 물질적으로나 지적향상으로 오늘날의 수준에 도달하게 한 것은 부인할 수 없으며 경축해 줄 일입니다.

현대과학자들이 심령과학의 영적세계를 부정하는 것은 충분히 이해할 수 있습니다. 왜냐하면 과학은 사실을 중히 여기고 실험이든 모든 현상이든 수치상으로 입증되는 것의 실체만을 옳은 것으로써 사물을 하나하나 인정해왔기 때문입니다. 그러나 심령과학은 일반인들이 영상이나 수치상의 현상을 직접 확인하고 볼 수 없습니다.

심령과학자들이 영혼의 영적세계에서 본 것이나 경험한 것은 수치 등으로 입증되지 않기 때문에 그것이 사실이라고 최선을 다해서 설명해도 절대로 믿지를 않는 것입니다. 그래서 본원은 심령의학으로 현대의학의 치료 불치인 치매 등을 치유하여서 반드시 검증을 받고자 합니다. 즉 심령의학이 현대의학으로 할 수 없는 분야를 할 수 있다는 것을 입증하자는 것입니다.

치매의 심령의학의 영체치유방법에도 발달장애와 같이 다음과 같은 감정진단법을 적용합니다.

◎ 감정진단법

① 심령파장기 감정
② 영체 투시 진단법
③ 영체 치유법
④ 영체 유체 접신 치료법
⑤ 원격감정 및 치료법 등의 방법으로 치유할 수 있습니다.

특히 정확한 발병원인을 찾기 위해서는 파장감정이 중요합니다.

이 천기파장 감정과 심령영혼 감정을 하면 내면 정신세계와 신체 내부의 질병이상유무 발병원인 등을 알 수 있게 됩니다. 따라서 현대의학적인 소견으로 치료불가 시한부 생명이라는 선고를 받은 사람도 살릴 수 있는 길이 있으므로 알츠하이머 치매 등 불치 난치병은 반드시 치유될 수 있습니다.

난치성 질병이란 말 그대로 고치기 어려운 질병이라는 뜻입니다. 특히 치매 등 불치 난치성이라는 말은 절망적이라고 할 수 있으며 현대의학으로 고치기 어려운 질병들을 말하는 것입니다.

현대의학이란 최신식의 의료장비와 최고의 의학자라고 자부하고 있는 수많은 의학박사들이 즐비하게 있는 의료 학문의 총칭입니다. 말로써는 못 고칠 것이 없다고 큰소리들 치지만 막상 의학박사 본인들이 전문분야인 난치성 질병에 직접 걸려서 요절하는 아이러니한 현실은 무엇으로 설명할 것인지 의문입니다.

특히 치매 등의 불치병은 현대의학의 형이하학적인 의학 기술로써 완전히 해결되지 않을 시에는 심령의학의 형이상학적인 기의 개념으로 이 난치성 질병을 다루어야 합니다. 이제는 눈에 보이지 않는 기라는 실체를 드러내야 한다고 봅니다.

형이하학적인 개념으로 기라는 실체를 부정하면서 원기라는 낱말을 현대의학에서나 논리주의 및 과학주의적인 사람들도 인정합니다. 이건 정말 이해하기 어렵습니다. 원기가 없어서 몸이 아프다고 하면서도 그의 원천인 기라는 눈에 보이지 않는 실체는 인정하지 않으려고 하니까 도대체 기의 개념은 제대로 알고나 있는지 의심스럽습니다.

불치 난치성 질병과 기의 실체에 대해서 한 번 정의하고자 합니다. 모든 형체는 기로 응집되고 응집된 기의 형체가 흩어지면 그것이 역시 기로써 존재하게 되며 공간에 채워져 있다고 보는 것으로 간단히 설명할 수 있습니다. 기를 에너지로 보기 때문에 에너지 보존의 법칙과 같은 맥락으로 생각할 수 있습니다. 다만 여기서 말하는 기는 물리학에서 설명되는 에너지보다 훨씬 넓은 의미입니다. 왜냐하면 현대과학에서 어떤 형체를 이루는 시작인 원자의 초극소 미세파동은 측정할 수 없기 때문에 과학자들은 자기들의 소치를 인정하지 않기 위해서도 기를 부정하는 것이라는 생각입니다.

기는 그 파장 자체를 형이하학적인 개념으로는 실증할 수 없으나 작용은 하고 있는 극소미립자 파장까지 포괄해서 광범위한 천지 대우주 전체 에너지를 말합니다.

이 에너지는 천지 우주에 존재하는 모든 기종에서 인간에게 유익을 주는 신비스러운 생명의 기입니다. 천지 우주를 대우주라 하고 인간을 소우주 개념으로 사람의 몸을 생각할 때 천지 대우주 안에 존재하는 사람의 몸에서 발생하는 기가 즉 천기심령 파장기입니다.

이 천기심령 파장기는 우주의 모든 기 중에서도 사기를 제한 정기 이며 불치 난치성 질병도 치유할 수 있는 가공할 파워를 지니고 있습니다. 형이상학적인 개념의 난치성 질병의 발생원인으로 보는 나쁜 사기에 의한 난치성 질병은 천기심령 파장기로써 감정이 가능하며 아울러 치유할 수 있게 됩니다.

5)치매 호전 치유확인

-치유확인은 병원의료진이 아니고 가족들이 한다.

치매 질환이란 인체의 장기에 발생하는 암 등 모든 신체 질환과는 달리 확실한 발병원인이 없는 뇌신경 이상에 의해서 발병하는 질환입니다. 그래서 현대의학은 알츠하이머 치매 질환은 치료약이나 뇌수술 등으로 해결할 수 있는 질환이 아니므로 현대의학적으로는 호전되는 증상을 수치로 나타내는 확실한 검진 방법이 없습니다. 그렇기 때문에 치매는 완치의술이 아니고 악화되는 증상을 최대한 억제 지연시켜 천천히 나쁘게 하는 완화 치료요법에 의존하고 있습니다. 즉 호전치료는 될 수 없으므로 현재의 증상을 최대한 악화되지 않게 유지하는 것이 목표이고 호전치유 확인은 기대하지 않는 의술이라고 할 수 있습니다.

그러나 본원의 심령의학 영체 치유법은 증상 악화 중지와 아울러 반드시 호전 치유되게 하는 특수비법이므로 천천히 증상이 악화되는 것을 막는 현대의학적인 치료의술과는 달리 반드시 호전 치유되어 정상적인 가정생활을 할 수 있게 하는 것을 목표로 두고 있습니다.

치매 환자의 간병은 의사가 아니고 환자 가족들이 힘들게 24시간 관리하기 때문에 의학적인 검진 결과보다 더 정확하게 환자 가족들이 알 수 있으므로 치매 호전치유 확인은 가족들이 육안 문진 등으로 하는 것이라고 할 수 있습니다. 이때 유의할 점은 1차 3개월 전의 상태와 현재의 상태의 변화를 확인하여야 하며 2차 6개월 전과 현재 상태 변화를 확인해야 합니다. 왜냐하면 서서히 호전변화가 이루어져 어제와 오늘 상태를 비교해서는 알 수 없습니다.

즉 가족들과 정상적인 생활을 할 수 있게 치유하는 것이 세계 최초의 치유비법인 심령의학의 치매치유의 최종목표이며 대략 3~6개월이면 반드시 호전치유가 되어 일상적인 간단한 가정생활정도는 할 수 있게 치유됩니다. 이후 본원은 계속 호전 치유되게 평생관리 합니다.

6) 심령의학 원격진단 치유요법의 개념

-환자를 상면하지 않고 치유하는 요법

※ 상세한 내용은 본서의 발달장애 치유편의 "심령원격진단 치유요법의 개념"란 참조.

치매를 치유하기 위해서는 환자를 직접 상면해서 파장감정과 심령감정하여 감정진단과 치유하는 것이 원칙이지만 치매환자는 대체적으로 환자를 직접 상면하기가 용이하지 않는 경우가 많습니다. 이런 경우는 가족이 환자를 대리해서 상면하여 치매의 발병원인과 현재의 상태를 1차 파장감정을 하며 이에 준해서 2차 환자의 뇌신경을 영체투시법으로 투시하여 발병원인과 치유법을 적용하게 됩니다. 심령의학 원격진단 치유요법은 국내나 미국 일본이나 세계어느 나라에 있는 치매환자에게 다 적용됩니다. 그러나 외국에 거주하기 때문에 가족도 상면하기 곤란할 때는 본서의 심령감정방법에 의해서 환자의 인적사항만 제공해주면 원격감정과 원격치유가 가능합니다.

현대의학의술로써 완치개념의 치료 불가한 불치병의 치매를 환자를 상면하지 않고 치유한다니 믿기 어렵겠지만 1차 6개월간만 믿고 치매 증상의 호전이 시작되는 변화를 확인해 보라고 밖에 증명할 방법이 없습니다.

"치매는 불치병이 아닙니다."

7) 치매치유사례

① 알츠하이머치매 치유사례 1

충청남도 천안에서 부인(81세)의 치매증세 때문에 남편이 방문하였습니다.
 – 치매로 진단되었고 증상은 2년 전에 발병
 – 여러 가지 증상으로 알츠하이머 치매로 사료 되는 환자

-증상-
 1) 주부로써 실제의 가사생활이 불가능하다.
 2) 환상에 젖은 생활을 하고 있다.
 3) 친척이나 자식들이 병문안시는 알고 반기는데 30분쯤 지나면 문안사실을 기억 못 한다.
 4) 옛날에 돌아가신 부모나 형제가 현재 생존해 있는 걸로 알고 있다.

5) 현재 병원에 입원해있는데 남편이 전화를 해서 지금 무엇하고 있는지 물어보면 기차타고 고향에 가고 있다고 말한다.

6) 식사 후 30분쯤 지나면 식사한 기억이 없다고 말한다.

7) 대, 소변을 못 가린다.(기저귀 차고 있다.)

1. 심령원격치유

남편은 간혹 본원을 방문하지만 환자는 한 번도 상면한 적이 없었습니다. 환자가 고령인데다 증세가 말기 중증이었습니다. 남편이 바라는 바는 현재 상태에서 악화만 안 되게 해달라는 부탁이었습니다. 심령의학 영체 파장감정을 한 결과 남편이 공직생활을 퇴직하고 촌에 들어가서 전원생활을 하려고 별장을 지었는데 여기의 나쁜 기 동티가 주 원인이었습니다. 환자는 병원에서 복용하는 약 종류가 우울증약과 조울증약, 치매약, 뇌개선제약을 복용 하고 있었습니다. 환자가 뇌신경의 마비되어 발생한 치매를 우울증, 조울증약 등을 복용하면 점점 뇌신경이 퇴보되므로 약을 점점 줄여나가라고 권유하였습니다. 그리고 6개월쯤부터는 우울증, 조울증약은 끊으라고 하였습니다. 현대의학 치료의술로는 불치병으로 정의하지만 심령의학 영체 뇌신경 치유법으로 반드시 치료 가능합니다.

2. 뇌신경 영체 투시진단(원격진단)

병원의 MRI처럼 심령의학 뇌신경 영상투시밥으로 뇌신경을 투시해 본 결과

1) 머리 중앙 부위에서 뒷머리 소뇌부위까지 뇌신경의 이랑 고랑이 많이 벌어져있다.

2) 소뇌신경 세포가 말라져 있다.

3) 척추의 요추부위 밑으로 척수관이 시커멓다
4) 심장이 불규칙적으로 뛰고 있다.

3. 심령영체치료

1) 9회에 걸쳐 원격치료로써 환자의 이랑 고랑에 꽉 차있는 나쁜 물질을 제거 했다.
2) 이랑 고랑의 벌어져있는 뇌신경세포를 9회 치료로써 접합시키는 치료했다.
3) 소뇌의 신경세포가 살아나는 심령치료 했다.

4. 치료 결과

6개월 후 남편이 전화로써 연락이 왔습니다. 병원에서 퇴원해서 촌의 별장에 같이 있으며 복지관에 놀이공부 하러 다닌다고 하면서 이제는 상태가 많이 좋아졌다고 하였습니다. 이런 경우는 계속 시간이 경과하면서 더 좋아지게 됩니다. 1차 6개월 치유가 완료되었습니다. 2차 치유로 계속 우울증계통의 약을 줄여가면서 치유하면 가족들의 보호가 필요 없이 혼자서 일상생활을 할 수 있게 증상 호전치유가 반드시 가능합니다.

② 알츠하이머치매 치유사례 2

본원 천도원회원이 모친의 치매증상 때문에 급하게 방문했습니다. 회원의 부모가 단 둘이서 생활하고 있는데 모처럼 안부차 방문하니 딸을 보고도 어머니가 반기는 기색이 아예 없고 하는 말이 "아주머니 누구십니까? 왜 왔어요?"하고 완전히 다른 사람이 되어서 딸을 대하니 너무 놀라서 그 길로 천도원에 바로 왔다는 것입니다.

모처럼 방문했기에 그간의 상세한 내막은 모르겠지만 옷에 명찰을 붙이고 있는 것으로 봐서 발병 된지 좀 시일이 지난 것으로 생각했다면서 "거사님 우리 어머니가 완전히 아닙니다. 좀 낫게 할 수 없겠습니까? 사실 천도원에 오기 전에 뇌신경과전문병원에 가서 문의해 보니 알츠하이머치매가 확실한데 완치가 어려우니 치료를 포기하라고 말합니다. 그러니 거사님이 꼭 좀 낫게 해주세요."하고 간청하기에 부모님집에 가서 보호자인 아버님에게 그동안의 증상 경과를 알아보라고 했습니다.

-증상-
1) 어느날 갑자기 매일 산책 다니던 공원에서 그간 친했던 사람을 못 알아본다.
2) 집을 나가면 못 찾아온다. 그래서 옷에 명찰을 붙여 놓았다.
3) 옷을 넣는 옷장에 냄비, 그릇 등 주방용품을 숨겨둔다.
4) 멍하니 있는 경우가 많고 취사 등 가정생활을 하지 않는다.

1. 심령원격치유

환자의 딸은 천도원 회원이니 자주 방문하지만 환자는 보행이 좀 불편하여 천도원에 치유 중 한번도 방문하지 않고 원격으로 치유했습니다.

2. 뇌신경 영체 투시진단(원격진단)

1) 병원의 MRI영상진단처럼 심령의학의 뇌신경투시법으로 뇌신경을 투시해 본 결과 앞머리 전두엽 부위와 백회부위 소뇌의 신경이 불규칙하게 되어있다.

2) 머리 전체의 이랑고랑이 벌어져 있다.

3) 벌어져 있는 뇌신경의 이랑고랑에 나쁜 물질이 꽉 차여져 있다.

3. 심령영체치료

1) 환자에게 치매 증상을 유발하게 한 나쁜기를 심령영체치유비법으로 완전히 소멸하는 치료를 시행하였다.

2) 5회에 걸쳐 원격치료로서 전두엽과 백회부위 등 불규칙한 상태의 뇌신경을 일정한 간격으로 놓이도록 치료했다.

3) 뇌신경의 이랑고랑에 꽉차있는 나쁜 물질을 제거하는 치료를 했다.

4) 뇌신경의 전두엽과 머리 중앙 부위의 백회신경 세포를 살리는 치료를 했다.

* 이 모든 뇌신경을 살리는 치료는 4차원 세계인 심령의학의 치료존신님이 하는 치료임으로 현대의학의 치료술로는 할 수 없는 치료입니다. 그래서 알츠하이머 치매는 세계적으로 완치된 사람이 단한명도 없다고 의학계는 말하고 있습니다.

4. 치료 결과

환자의 딸이 천도원을 믿고 워낙 긴급하게 천도원에 치유를 의뢰했기 때문에 현대의학으로 불치병인 알츠하이머 치매를 2개월만에 완치하여 현제 13년째 아주 정상적인 가정생활을 하고 있습니다. 이러한 사실을 믿기 어려울 것입니다. 왜냐하면 현대의학 치료의술로는 치료 방법이 없어 불치병으로 정의하기 때문입니다. 그러나 심령의학영체 뇌신경치유법으로 반드시 치료 가능합니다.

04

틱 장 애

1) 틱 장애 치유(발달장애)

틱 장애란 환자 스스로 증상을 억제 및 조절할 수 없는 근육의 빠르고 비정상적인 움직임이나 이상한 소리를 자신도 모르게 하게 되는 질환입니다. 동작에 관계되면 동작 틱이라고 하고 이상한 소리를 내면 음성 틱 이라고 합니다. 완치가 힘든 난치성 질환으로 어른으로 성장했어도 증상이 남아있는 경우가 많으므로 조기에 적절한 조치를 하는 것이 좋습니다.

틱 장애는 발달장애의 개념으로 보는 뇌신경질환입니다. 그러므로 틱의 치유는 심령의학의 치유법인 발달장애의 치유법에 준하면 됩니다. 틱이란 경련이란 뜻으로 운동 틱, 음성 틱이 대표적이며 본인이 근육의 이상적인 움직이나 이상한소리를 내는 것을 조절할 수 없는 뇌신경질환입니다.

① 운동 틱증상은 얼굴, 목, 어깨, 몸통 등 전체이며
② 음성 틱증상은 목에서 이상한 소리를 낸다거나 욕설을 하는

등 본인이 알고 있으면서도 조절할 수 없는 이상한 소리를 내는 증상의 뇌질환입니다.

현대의학은 확실한 발병원인을 모르지만 심령의학의 영체 뇌신경 투시하여 진단해보면 주로 소뇌의 신경이상에 의해서입니다.

소뇌신경에 이상 있으면 틱장애, 언어장애, 보행장애 등이 유발되나 현대의학으로 소뇌신경세포만 단독으로 치료할 수 없기 때문에 파킨슨증후군인 소뇌위축증을 세계적인 의학계에서도 치료 할 수 없는 것입니다.

그러나 심령의학 영체치유법은 4차원세계의 심령세계인 공간과 시간을 초월하는 형이상학적인 치유의학개념의 치유이기 때문에 소뇌 단독치유가 가능합니다.

틱 치유에 대해서는 현대의학의 양방과 한방치료에서 치료하지만 재발이 자주 되는 뇌신경이므로 완치라는 표현은 할 수 없습니다. 또한 본인은 의료인이 아니기 때문에 의학적인 여러 가지의 치료술을 거론할 수가 없으나 대다수가 소뇌신경 이상에 의해서였으며 소뇌위축과 함몰된 소뇌 좌, 우 뇌신경을 살리는 치유를 하면 만족할만한 증상호전 치유가 가능합니다.

발달장애와 같은 뇌신경 질환이므로 치유방법도 비슷합니다. 발달장애와 같이 대체적으로 어린나이에서 발병이 시작되므로 최대한 일찍 조기에 치유해야합니다. 만약 만성적이 되면 어른이 되어서도 틱의 증상은 그대로 나타날 수가 있습니다.

증상호전치유는 발달장애치유와 동일하므로 별도의 치유법은 생략합니다.

그러나 발달장애와 달리 선천적인 발병이라고는 할 수 없습니다. 대체적으로 약물, 스트레스 등에 의해서도 발병되므로 선천적인 요인과 후천적인 요인의 복합적이라고 할 수 있습니다.

2) 발달장애 틱장애의 종합치유비법

　　현대 의학 의술로서는 뇌신경 장애가 주 원인이므로 수술 등 외과적이나 의약품 등의 물질에 의한 치료나 침, 뜸, 한약 등 한방치료술로서도 근본적인 치료방법이 없으므로 난치병으로 분류되어 있습니다.

　　현대의학에서 연구해야 할 과제임이 분명합니다. 그러나 3차원 임상적인 치료술로서는 완치치료가 힘들다고 생각합니다. 왜냐하면 틱이나 자폐증이나 알츠하이머 등 뇌신경 장애 질환 등의 발병 원인의 대체적인 공통점은 4차원 세계의 영적인 원인이 있다고 생각합니다. 그렇다고 정신 질환과 같이 취급하자는 것은 아닙니다. 정신 질환은 정신적인 세계가 100% 차지하지만 자폐 발달장애 등은 50% 정도의 관련이 있다고 정의하고 싶습니다. 나머지 50%는 뇌신경에 이상이 있다고 보고 있습니다. 그러나 심령의학치유법에서는 뇌신경 영체투시진단이라는 세계 최초의 비법으로 발병원인을 알 수 있습니다.

① 발병 원인이 영적인 경우의 치유(임신 시 자궁의 나쁜 기 발생)

세계 최초의 심령의학 영체 투시법으로 뇌신경을 영체 투시해보면 뇌신경의 이상이 있는 부위에 영적인 영가에 의한 경우가 있습니다. 대체적으로 태아 형성 시에 발병되는 경우가 많습니다. 자궁에서 난자와 정자가 합일될 때 병적인 영가의 기에 의해서 자폐증이나 발달 장애 틱장애 등의 질병이 발병하게 됩니다. 보통 흔히 종교적으로 하는 천도제나 퇴마 행위 등으로는 이러한 종류의 영가의 접신이 해결 되지 않습니다. 발달장애가 선천적이라는 증명입니다. 이렇기 때문에 장애발생 부모들이 대체적으로 10세까지는 모든 방법을 다하다가 포기합니다. 치료의 효과가 없기 때문에 포기하고 장애아 특수학교나 기타 장애아 시설에 맡기게 됩니다.

천기 심령의학의 특수영체 발복비법으로 이 영가의 영적인 질병을 낫게 해줘야 실제 발달장애 등 뇌신경장애인 사람의 질병의 원인이 해결될 수 있습니다. 이 원리가 천도원의 5차원, 6차원 영가를 발복시키는 특수 비법입니다. 이후 뇌신경 치유를 해야 자폐증 등의 뇌신경 질환이 치유 될 수 있습니다. 반드시 증상 호전치유가 가능합니다.

② 뇌신경에 심령적인 뇌신경의 이상이 있는 경우의 치유

1차적으로 영적인 질병의 원인을 제거하고 뇌신경의 두뇌세포를 영체투시 진단해보면 두뇌의 신경이 막혀 있든지 꼬여 있는 경우와 일부 두뇌가 함몰되어 있는 경우도 있습니다. 이런 경우는 행동장애가 있는 사람의 원인이 될 수 있습니다. 또한 소뇌가 위축되어 있든지 커져 있는 경우 등 소뇌가 이상이 있으면 언어장애가 있는 사람의 원인이 될 수 있습니다. 기타 여러 가지 원인에 의해서 뇌기능의 문제인 자폐 발달 장애등 불치병이 발생하게 됩니다.

천기 심령의학의 특수 뇌신경치유 비법으로 이러한 눈에 보이지 않는 뇌신경을 치유하면 행동장애 언어장애등의 증상은 3~6개월 정도면 호전되는 현상을 볼 수 있으며 계속 호전 치유될 수 있습니다. 가족들의 보호가 필요 없이 자기 관리를 할 수 있는 정도까지는 빠르게 치유 될 수 있습니다.

③ 약 복용량 조절

　　-심령의학치유 3~6개월 경과 시 적용가능

현대의학의 자폐발달장애, 틱, 치매 등 치유의술에서는 세계적으로도 확실한 치료약이 없다는 정의입니다. 그런데도 병원에서 치료약을 처방하는 것은 발병 현시점에서 호전되게 치료할 수 있는 치료약이 아니고 현시점에서 최대한 현상 유지 및 악화되는 것을 천천히 진행이 안 되게 하는 호완치료에 목적을 둔 약 처방일 뿐입니다. 그렇기 때문에 약을 복용하면 괜찮다가 약을 중단하면 다시 나타납니다. 또한 약의 부작용으로는 지적능력이 저하될 수 있습니다. 절대적으로 완치되게 하는 치료약은 아닌 것입니다. 치료약은 없습니다. 인체는 약에 대한 적응 및 내성이 생길 수 있으므로 일단 약을 복용한 사람은 갑자기 약복용을 중단하면 이에 대한 부작용이 생길 수 있습니다. 물론 자폐 발달장애. 치매환자가 약을 복용하지 않은 초기 증세라면 심령의학 치유법으로 약을 복용하지 않고도 치료할 수 있습니다. 세계 최초 유일의 기적적인 치유의술입니다.

심령의학 영체 치유도법은 발병된 질병에 대해서 치료약이나 대체의학 자연 식품 등 물질 물리적인 치료방법으로 치료하는 것이 아니고 질병이 발생하지 않게 하는 예방의학 개념과 불치난치병의 발병원인을 진단하여 근본적인 원인 제거와 원상회복시키는 근원적 치유개념입니다.

심령의학 영체 투시진단도법으로 사람의 인체 몸 내부의 모든 장기와 심혈관계의 모든 이상이 있는 부위를 투시하여 그에 맞는 심령치유를 하므로 의약품이나 수술 등의 현대의학 치료술과는 판이하게 다릅니다. 특히 자폐 발달장애 치매 등은 뇌신경세포의 이상에서 발병되므로 치료약 수술 등의 임상의학적 치료로써는 해결될 수 없으므로 불치 난치병으로 분류되고 있습니다. 앞서 말한 것과 같이 증상의 호전치료가 아닌 호완치료에 초점을 둔 뇌신경 약으로 치료하고 있습니다. 본 심령의학이 약 복용량을 조절한다는 것을 현대의학에서는 이해 할 수 없을 것입니다. 그러나 약이 인체에 해를 끼친다는 것은 인정할 것입니다. 결론은 약을 복용하지 않고도 정상적인 생활을 할 수 있어야 치료가 됐다고 볼 수 있겠습니다.

3) 언어장애 치유

발달장애(지적, 자폐성)와 틱 등은 현재로서는 확실한 완치개념의 의학적 치료 방법이 없는 불치병이라는 것은 누구나 알고 있는 사실입니다.

환자의 부모로써는 절망적일 수밖에 없습니다. 그러나 자식을 둔 부모로써는 어떤 방법을 강구하더라도 치료해주기 위해서 노력하게 됩니다. 종교적 힘을 빌리던지 대체의학 등 모든 방법을 찾기 위해서 끝없는 노력을 하지만 치료효과는 뚜렷한 결과를 얻기 어렵습니다.

일차적으로 언어장애 치료를 위해서 언어 장애 교육에 의존하는 것이 장애아 부모가 취할 수 있는 교과서적인 순서입니다. 특히 장애아를 둔 부모로써는 자식을 위한 일이라면 주저 할 수가 없는 것입니다. 그래서 애타는 마음으로 종교에 매달리며 1,000배 3,000배 등 절을 하던지 안수기도 새벽 철야기도 등으로 최선을 다하지만 종교의 힘이 없어서가 아니고 근본적 치유가 될 수 없는 이유가 있습니다.

발달장애의 발병원인이 되는 나쁜 기 소멸과 소뇌의 신경세포 치유가 되어야만 합니다. 이 원인을 제거하지 않은 상태에서는 절대적으로 치유될 수 없습니다. 종교란 자기 성찰하는 곳입니다. 천도원은 병을 낫게 하는 곳으로 천도원 심령의학의 영체투시법으로 두 뇌의 뇌신경을 투시해보면 뇌신경에 이상이 있는 걸로 진단됩니다. 특히 소뇌와 좌측 뇌의 신경이 죽어있거나 함몰되어 있던지 소뇌가 커져있거나 줄어들어 있는 경우가 많습니다. 이모든 뇌기능은 언어와 행동장애와 관련 있다는 것이 의학계의 견해입니다.

언어 즉 말을 제대로 하기 위해서는 근본적인 원인 제거를 해야 언어치료가 될 수 있습니다. 언어장애의 원인이 되는 뇌신경 특히 좌측 뇌와 소뇌의 뇌신경을 치료하지 않는 상태에서는 언어 교육이나 웅변 등 어떠한 교육 재활치료 해봐도 옛말의 "쇠귀에 경 읽기"라는 표현과 같이 효과가 나타나지 않습니다.

본원의 심령의학 영체투시로 소뇌 등 뇌신경을 진단해서 그에 맞는 영체치유도법으로 뇌신경을 치료 하면 언어장애가 치유될 수 있으며 이후 언어교육을 하면 빠른 시일 내에 치유가 될 수 있습니다.

그러나 현대의학의술로써는 외과적인 수술이나 의약품 등의 치료로는 좌측 뇌와 소뇌의 신경을 치료할 수 없습니다. 그래서 불치병이라고 정의하고 있습니다.

심령의학에서는 앞서 말한 심령론에 의거해서 소뇌와 좌측 뇌 대뇌의 뇌신경을 치료할 수 있습니다. 커져 있던지 줄어져 있는 소뇌와 대뇌의 뇌신경을 정상적인 기능이 될 수 있게 치료할 수 있습니다. 심령의학 영체치유도법으로 뇌신경의 치료를 하면 별도의 언어교육을 받지 않아도 자동적으로 정상적인 말을 할 수 있게 됩니다. 그러나 언어교육을 겸하면 빠른 시일 내에 치료가 될 수 있습니다. 대체적으로 3~6개월 정도면 현저한 치유효과를 볼 수 있습니다.

대책 없는 치료술 때문에 정상적인 일상생활이 되지 않는 환자와 부모들에게 희망이 되고자 합니다. 기약 없는 치료에 시간을 허비하고 결국은 치료포기하고 절망적인 환자와 가족들에게 용기를 드리고 싶습니다.

4) 틱장애 치유사례

① 음성틱, 동작틱 동시 발생한 경우 치유

부산 해운대에 사는 분의 아들이 32세인데 틱증세가 있다고 방문하였습니다. 틱이란 경련이라는 뜻이기도 하지만 워낙 증세가 여러 가지로 나타납니다. 대표적으로는 눈을 깜빡이거나 입을 실룩거리고 팔, 다리, 몸통을 비트는 등의 동작틱과 이상한 소리를 내거나 자신이 통제할 수 없는 욕설 등을 하는 음성틱으로 분류할 수 있습니다.

틱의 질환 발생도 어린 나이에 대체적으로 나타나는데 적절한 치료시기를 놓치면 투렛증후군으로 진행되어 평생 질환을 가지고 살아야합니다. 어릴 때부터 증세가 있었는데 성격이 특별해서 이상한 버릇이라고 생각했다는 것입니다. 차츰 나이가 들면 괜찮겠지 하고 지냈는데 나이가 들어가면서는 점점 심해져 몸을 비틀고 걸어 다니면서도 고함을 치고 해서 병원에 다녀도 차도가 나지 않는다는 것이었습니다. 일찍 치료해도 치료효과가 잘 나타나지 않는데 이런 경우는 이미 시간이 경과해서 음성틱과 동작틱이 동시에 나타나는 투렛증후군의 현상이 되어갑니다. 습관적으로 하는 증세는 집안을 뒤져서 돈을 마구 쓰고 다니고 해운대 사우나에서 온천을 하고 밖으로 나와서는 몸 사지를 비틀고 고함을 치면서 지나가는 여자들의 엉덩이를 만지고해서 경찰서에도 잡혀가는 경우도 많았다고 합니다.

심령의학 영체의 뇌신경 투시법으로 투시해보니 우측 후두부 뇌가 신경이 여자들 머리 땋듯이 3가닥의 신경이 꼬여있고 좌측 후두부 뇌는 1가닥 신경이 꼬여져 있었습니다. 심령의학의 치료존신님이 우측 뇌의 3가닥 신경이 꼬여있는 것을 풀어서 정리하셨습니다. 좌측 뇌는 치료존신님이 빨래 펴듯이 당겨서 주름져있는 신경을 많이 펴놨습니다. 이러한 현상을 유발하는 현상의 나쁜 기가 워낙 많기 때문에 상당한 시일동안 치료존신님이 뇌신경을 전부 풀어서 꼬인 신경을 정상적으로 하고나니 8개월쯤 되었을 때 이제는 행동이 많이 안정되었다고 연락이 왔습니다.

물론 환자는 한 번도 상면하지 않았고 부친과 전화 연락만 서로하였습니다. 심령의학 원격치유법으로 자칫 평생을 불구자 행세를 하면서 살아가야할 한 인생을 구했다고 생각합니다.

② 틱장애(동작치유사례)

천도원의 회원 7세 아들이 어느 날 갑자기 머리를 흔들고 몸을 앞, 뒤로 흔드는 증상을 하니까 부모가 놀라서 연락이 왔습니다. 틱이란 경련이란 뜻으로 선천성이기도 하지만 스트레스 등 후천적으로 발생될 수가 있습니다. 이 아이는 엄마 품에서 지내다가 초등학교에 입학하니 갑자기 환경이 바뀌어 발생한 경우입니다.

언어장애가 동시에 발생해서 'ㅅ'발음을 'ㄷ', 'ㅌ' 으로 'ㅈ'발음을 'ㅂ'으로 발음하였습니다. 예를 들어 선생님이라고 해야 하는데 떤탱님이나 화장품이라고 해야 하는데 화방품으로 발음을 하는 것이었습니다. 치료하기 위해서 심령의학의 영체 투시법으로 뇌신경을 투시해보니 소뇌의 신경의 이랑 고랑이 주름이 져 쪼그라져 있었습니다. 또한 소뇌의 정상적인 외형은 바다 해산물인 해삼이 통통하게 건실한 상태여야 하는데 이 환자는 바짝 말라 비틀어져있는 해삼 형상이었습니다.

이 소뇌는 행동과 언어를 좌우하는 중요한 뇌 신경전달 기능을 합니다. 심령의학의 치료존신님이 쪼그라져있는 소뇌를 만지기도하고 늘려 보기도하시다가 잘 안되어 심령의학에서 사용하는 주사기로 쪼그라져있는 소뇌 부위에 인간은 알 수 없는 물질을 주입하니 소뇌가 순식간에 통통하게 살아났습니다. 뇌간을 비롯한 시상하부와 뇌 전체의 나쁜 기가 소멸하고 소뇌를 비롯한 대뇌, 뇌간 등 뇌 전체의 신경이 살아나도록 천기를 입력해서 뇌신경이 정상적으로 회복되는데 1개월도 걸리지 않아서 정상적인 아이가 되어 현재는 학교에 정상적으로 다니고 있도록 완치 치료를 하였습니다.

거짓말 같겠지만 진실입니다. 이 아이는 엄마가 현명해서 발병증상 나타나는 즉시 심령의학의 영체 치유법 혜택을 보게 된 것입니다. 훌륭한 사람이 되길 바랍니다.

05

심령의학 종합편

본서의 내용이 세계적으로도 지금까지 없던 생소한 심령의학의 치유법이기 때문에 다시 한번 종합적으로 요약합니다. 또한 세계 최초의 발달장애와 치매를 치유할 수 있는 심령과학의 심령의학 영체치유법이란 특수한 분야에 대한 설명과 아울러 아직까지는 세계적으로 생소한 이 같은 학문을 후손에게도 계승되도록 널리 알리기 위해서 홍보를 겸한 내용이고 보니 문장이 비슷하고 내용 이 2중으로 반복되고 다소 표현이 잘못된 점을 이해해 주시기를 바랍니다. 아울러 본인의 심령의학 영체치유법을 세계 각국의 심 령과학자들과 세계적인 의학계의 의료인이나 관심 있는 분들과 협심해서 더욱 더 발전시켰으면 하는 바램입니다.

심령의학의 개념에 대한 종합적인 내용을 간략하게 다시 한 번 정의합니다.
  − 4차원 천기심령요법이란
  − 심령과학의 파장기 과학
  − 난치성 질병과 천기심령파장기
  − 심령의학 질병 종합 치유방법

1) 4차원 천기심령요법이란

　본원의 천기라는 단어는 요즈음 흔히 말하는 단순한 기의 개념이 아닙니다. 단전호흡, 명상, 기 치료 등 인체의 인위적인 기가 아니고 태초의 우주 생성의 기, 즉 신비의 하늘의 천기라고 표현합니다.

　이 인간의 한계를 벗어나는 신비의 천기파장과 천기심령 영혼감정을 하면 각자의 내면정신세계와 그 안에 존재하는 영혼세계와 신체 내부의 질병이상 유무, 발병원인 등을 알 수 있게 됩니다. 그러므로 현대의학적인 의료소견으로는 치료불가, 시한부 생명이라는 선고를 받은 사람도 이 신비의 심령 감정에 의해서 살 수 있다는 확신을 얻게 되며 실제로 도저히 이해할 수 없는 기적을 얻게 됩니다.

현대의학은 현대과학, 의학을 형이하학적인 학문이고 본인은 형이상학적인 심령영혼세계의 학문을 연구하는 사람입니다.

현대과학, 의학은 형이상학적인 학문을 부정하고 있습니다. 눈에 보이지 않고 잡히지 않으며 최신 의료장비로도 측정이 되지 않으므로 인정할 수 없다는 것이죠. 그저 미신으로 치부해 버립니다.

그러나 반드시 의학적인 분야만은 인정해야 한다는 본인의 소견입니다. 현대의학적으로 아직까지 발병 원인규명이 되지 않는 질병이 많으며 또한 치료 한계에 도달하여 시한부 생명이라는 판정을 받은 환자를 본인은 소생시킬 수 있기 때문입니다. 물론 전부 다 그렇다는 것은 아닙니다. 너무 깊이 진행된 경우이거나 하늘에서 타고난 운명일 때는 어쩔 수 없습니다. 그러나 상당한 수의 생명을 소생시킬 수 있습니다.

본인이 하는 학문은 형이상학적인 테두리 안에서 형이하학적인 실체를 다루고 있습니다. 이 개념은 일반인이 이해하기 힘들 것입니다. 즉 눈에 보이지 않는 4차원의 심령 영혼 세계 안에서 3차원적인 질병의 원인 치유방법 등의 실체를 다루기 때문입니다.

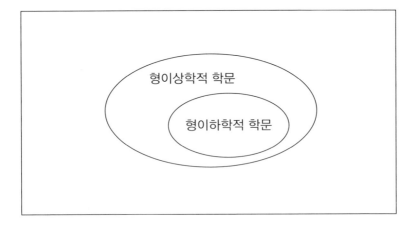

여기에는 반드시 우리가 간절히 염원하는 바램이 있으면 상상도 못하던 기적이 동반할 수도 있습니다. 발달장애, 치매 등 불치성 난치병은 심령의학의 발병원인 규명이 되는 영체투시법과 파장감정에서 알 수 있으므로 상상할 수도 없는 기적적인 치유결과를 볼 수 있으며 이 모든 것은 세계최초 유일한 심령의학 영체치유법에 의해 가능합니다.

2) 심령과학의 파장기 과학

    심령과학이 자연과학의 한 분야로써 세계 선진국의 과학계통의 지식인들이 연구하고 있다는 것을 앞에서 밝혔지만 일반인 등 특히 영의 세계를 부정하는 무신론자들은 영혼이 존재한다는 것은 현대과학과 모순된 것이라고 할 것입니다. 뿐만 아니라 현대과학적으로 설명할 수 없는 것은 모두 미신이라고 단정 짓고 영혼의 세계를 믿는 사람들을 무시하고 비과학적이라는 구실을 억지로 만들어서 부정하는 현실입니다.

    현대과학이 많은 진보를 해서 인류를 물질적으로나 지적향상으로 오늘날의 수준에 도달하게 한 것은 부인할 수 없으며 경축해 줄 일입니다. 현대과학자들이 심령과학의 영적 세계를 부정하는 것은 충분히 이해할 수 있습니다. 왜냐하면 과학은 사실을 중히 여기고 모든 현상을 실험을 통해 수치상으로 입증되는 것의 실체만을 옳은 것으로써 인정해왔기 때문입니다. 그러나 심령과학은 일반인들이 영상이나 수치상의 현상을 직접 확인하고 볼 수 없습니다.

심령과학자들이 영혼의 영적세계에서 본 것이나 경험한 것은 수치 등으로 입증되지 않기 때문에 그것이 사실이라고 최선을 다해서 설명해도 절대로 믿지를 않는 것입니다. 과학과 미신의 분류하는 기준을 현대과학의 개념을 기준으로 판단하기 때문입니다.

즉 현대과학 외는 전부 미신으로 간주합니다. 특히 현대과학이 심령과학을 인정하지 않는 것은 이렇게 오랜 세월동안 최고로 완벽하다고 믿고 있는 현대과학과 배치된다는 개념만으로 미신이라고 단정하고 믿지 않도록 불신의 지식을 주입교육을 통해서 세뇌교육 시켰기 때문입니다. 이렇기 때문에 심령과학은 130년이란 세월동안 입증 하려고 노력해도 아직까지도 인식되지 않고 있는 실정입니다.

현대과학 세계의 범주인 철학분야나 정신세계분야와 관련되는 분야는 어느정도 심령의 세계가 있다는 것만은 인정하고 있다고 생각합니다. 또한 불교, 천주교, 기독교 등 종교계도 심령 영혼세계는 인정하고 있으니 의외로 많은 수의 사람들이 심령세계를 인정하고 있는 것입니다.

그러나 사람의 생명을 다루는 의학계통은 본인들이 배워온 의학 지식에 없는 것이기 때문에 철저히 배척하고 있습니다. 의학적으로 치료불가 판정을 받은 난치병을 전문 의료인이 아닌 대체의학인이 민간요법으로 낫게 해도 우연히 낫게 된 것이라고 치부하고 있는 실정입니다. 아울러 시한부 말기 질환생명을 심령의학으로 낫게 해도 같은 취급을 받습니다. 물론 의료인 본인들의 주장은 현대의학

개념으로 검증되지 않는 치료술로는 환자들이 질병치유 및 생명을 보장할 수 없기 때문에 현대의학의 정식교육에 의한 의사면허증이 있어야 한다는 것일 것입니다. 그렇다면 이 시간 현재도 치료술이 없어서 고통스럽게 살아가거나 죽어가는 불치 난치병에 대해서는 누가 책임지고 어쩌란 말입니까? 또한 가장 흔한 암 등 난치병은 왜? 완치시키지 못하고 젊은 나이의 수많은 사람을 사망시키고 있는지 의료인들에게 묻고 싶은 심정입니다.

이 같은 사실은 현대과학의 현대의학이 완전하지 않다는 증거입니다. 과연 이러한 현실인데도 현대의학 외의 치료술을 부정하고 배척해야 하는지 깊이 생각해 봐야 할 것입니다. 옛 말에 병을 낫게 하는 사람이 진정한 의사라고 했습니다.

인간에게는 자유가 보장되어야 합니다. 그 중 질병치유에 대해서는 특히 선택의 자유가 있어야 한다고 생각합니다. 현대의학의 양의학적 치료술과 한방병원의 한의학적 치료술 외의 여러 가지 대체의학이나 전통치료술 등에 대한 선택권이 주어져야 한다는 주장이 제기되고 있는 걸로 알고 있습니다. 이러한 현상을 직시하고 세계보건기구(WHO)에서는 "영적(靈的)건강"을 50년 만에 건강의 정의에 추가했고 이미 그러한 내용이 지상에 보도되었습니다.(부산일보 1998.01.18.)

현재 WHO는 헌장 전문을 통해 "건강은 신체적, 정신적, 사회적으로 완전한 복지 상태로 단순히 질병이나 장애 부재 상태만이 아니다"라고 규정하고 있습니다. 그러나 이번에 50년 만에 "영적건강"의 개념이 추가될 경우에는 기존의 건강개념에 종교생활 등을 통한 영혼의 안식(조상천도)은 물론 전통의학이나 굿거리, 기공법 등 민간요법까지 포함하여 질병지유개념에 영적치유 즉 심령치유를 인정한다는 뜻이 됩니다.

　심령과학이 자연과학으로 인정받기 위해서 130년 전부터 세계 선진국의 심령학자들이 수많은 서적을 통해서 심령의 세계 즉 사후의 영혼의 존재를 입증시키기 위해서 노력하고 있지만, 실험에 의한 수치나 현상 등으로 입증되지 않는 것은 아예 생각도 하지 않고 믿지 않도록 세뇌교육이 된 과학자 및 의료인이나 일반인에게 교육시킨다는 것은 불가능하다는 생각이 드는 것도 사실입니다.

　오랜 세월동안 세계적으로 많은 심령세계 연구자들이 심령과학 관련 서적을 통해서 영의 세계가 있다는 것을 입증시키기 위해서 노력해 왔으나 만족할 만한 결과를 얻지 못했습니다. 왜냐하면 심령세계는 보이지 않는 영적인 세계로 내면세계의 깊은 분야인데 반해서 현대과학은 논리적인 외면의 형상에 대한 분야입니다. 심령세계가 깊은 내면의 세계를 연구하면 할수록 현대과학은 이를 부정하기 위한 논리를 내세워서 미신으로 간주하기 위한 연구노력을 하는 것입니다.

　일반인들은 눈에 보이지 않는 심령세계 보다는 눈에 보이는 수치나 형상을 내세우는 현대과학을 믿게 되는 것입니다. 이렇기 때문에 세계적인 심령연구자들이 수많은 연구결과를 발표해도 극소수의 사람들에 한정될 수밖에 없습니다. 본인도 심령세계를 연구하는 사람으로서 안타까운 마음이 듭니다.

　인류의 행복과 건강을 추구하기 위해서 정신세계인 영혼의 세계를 과학화해서 계몽하려고 해도 눈여겨보지 않고 관심을 가지지 않기 때문에 학문으로 발전하기가 쉽지 않습니다.

일반인들의 무관심을 이해시키기는 곤란하므로 본인은 기로써 입증하고자 합니다. 그래서 본인은 형이상학적인 세계 즉 영혼의 세계를 입증시키기 위해서 심령세계의 영혼의 실체를 보고 영혼과 대화하고 심령치료를 할 수 있는 특수한 능력을 가진 영매자가 아니더라도 일반인들 아무나 할 수 있는 심령과학의 파장기의 세계를 입증시키고자 합니다.

사람을 비롯한 동물 등 모든 생명체에는 정신영혼이 존재하며 이 존재의 실체는 파장기로 입증할 수 있습니다. 현대의학의 시조라고 말해지는 그리스의 명의 히포크라테스(기원전 457~377)가 "항상 눈을 감고 영혼에 의해 진단하라"고 설파한 것은 최근에 나온 의학 도서에도 실려 있다고 합니다.

인간생명의 존재는 육체와 정신의 합일체인데 이 생명 안에 있는 정신영혼의 세계를 부정하고 육체의 병 치료를 위해서 기기로 진단하고 기계로 수술하는 현대의학 현실이 언제까지 가능할지 의문스럽습니다. 지금 이 시간에도 불치 난치병으로 고통스럽게 살다가 죽어가는 수많은 생명 즉 영혼들에게 미안한 마음을 가져야 한다고 생각합니다.

심령과학의 파장기의 근원은 1778년 오스트리아 비엔나의 의사인 "안톤 메스멜"인데 환자치료에 대한 새로운 방법을 발표하여 세상을 놀라게 했습니다. 생명체에는 동물자기라고 하는 일종의 우주 생명이 사람의 몸속에 가득 차 있어서 시술자와의 접촉이나 손의 움직임으로 이것을 작용시켜 아픔을 제거하고 또한 모든 병이 고쳐진다고 말했다고 합니다.

이 동물자기를 본인은 '심령과학의 파장기'라고 하며 심령과학의 존재를 입증하는 방법으로 택하고자 합니다. 일반인들 눈에 보이지 않고 들리지 않는 심령세계 영혼의 존재를 억지로 입증시키기 보다는 아무나 약간의 방법만 연습하면 가능한 파장기 테스트를 적용시키고자 합니다.

심령과학은 이 파장기 감정에 의해서 발달장애 틱장애 치매 등 각종 뇌질환의 감정진단과 근본 발병원인이 진단되며 치유법이 적용됩니다. 즉 의학기기로는 확실히 알 수 없는 각종 뇌질환의 근본 발병원인을 알 수 있으며 이는 질병의 감정 및 치유할 수 있는 심령의학의 유일한 방법입니다.

3) 난치성 질병과 천기심령 파장기

발달장애 치매 등 뇌신경 질환은 불치성 난치질병입니다. 난치성 질병이란 말 그대로 고치기 어려운 질병이란 뜻입니다. 특히 생명을 좌우하는 질병일시에는 난치성이란 말은 절망적이라고 할 수 있으며 현대의학으로 임상의학적 의술로고치기 어려운 발달장애, 치매 등은 질병이라고 하지 않고 질환이라고 합니다. 질환의 병은 발병원인 규명과 확실한 완치 의술이 없는 병의 종류를 말하며 심령의학이 맡아야 할 분야입니다. 즉 질병의 병은 현대의학이 취급하고 질환이란 병은 심령의학이 맡아서 치유해야한다고 본인은 주장합니다.

현대의학이란 최신식의 의료장비와 최고의 의학자라고 자부하고 있는 수많은 의학박사들이 즐비하게 있는 의료학문의 총칭입니다. 말로써는 못 고칠 것이 없다고 큰소리들 치지만 막상 의학박사 본인들이 난치성 질병에 직접 걸려서 요절하는 아이러니한 현실은 무엇으로 설명할 것인지 의문입니다. 정말 그렇게 완벽한 의학기술이고 최고라고 자부한다면 의학박사 및 의료인은 절대로 암 등 질병으로 죽어서는 안 된다는 생각입니다. 그러나 박사 학위를 취득한 그 전문 분야의 질병에 걸려서 희생되고 있으니 더욱 현대의학의 맹점이라고 지적하고 싶습니다. 당뇨 전문가가 당뇨병 합병증으로, 암 전문가가 암 질환 때문에 요절하는 건 어떤 논리로 정립할 것입니까?

현대의학은 암 등 난치성 질병 및 모든 질병의 발병 원인은 형이하학적인 개념에 의해서 정의합니다. 현대의학에서 항상 주장하는 병의 발병 원인은 세균의 개념이고 세포의 이상분열증식 등 측정기기에 나타나고 MRI, CT 등 사진형상에 나타나는 형상에 의한 원인으로 정의하는 것입니다. 현대의학적인 학문 기술로써 어느 한계 이상 더 측정이 되지 않고 또한 어떤 형상에 대한 원인 규명이 되지 않을 시에는 난치성 질환이라고 진단되고 마는 것입니다. 이럴 경우는 질병이라고 하지 않습니다.

이러한 발달장애 등 형이하학적인 의학기술로써 완전히 해결되지 않을 시에는 형이상학적인 기의 개념에서 난치성 질병을 다루어야 하지 않느냐 하는 논점에서 본인은 형이상학적인 개념에서의 기라는 실체가 등장해야 한다고 봅니다. 왜냐하면 현대의학의 발병원인인 개념의 세균, 세포의 이상 등을 심령의학에서는 기로써 보기 때문입니다.
형이상학적인 개념의 기라는 실체를 부정하면서도 원기라는 낱말은 현대의학에서나 논리주의 및 과학주의적인 사람들도 인정합니다.

이건 정말 이해하기 어렵다. 원기가 없어서 몸이 아프다고 하면서도 그의 원천인 기라는 눈에 보이지 않는 실체는 인정하지 않으려고 하니까 도대체 기의 개념은 제대로 알고나 있는지 의심스럽습니다.

발달장애 등 난치성 질환과 기의 실체에 대해서 한 번 정의하고자 합니다. 모든 형체는 기로 응집되고 응집된 기의 형체가 흩어지면 그것이 역시 기로써 존재하게 되며 공간에 채워져 있다고 보는 것으로 간단히 설명할 수 있습니다. 기를 에너지로 보기 때문에 에너지 보존의 법칙과 같은 맥락으로 생각할 수 있습니다. 다만, 여기서 말하는 기는 물리학에서 설명되는 에너지보다 훨씬 넓은 의미입니다. 왜냐하면, 현대과학에서 어떤 형체를 이루는 시작인 원자의 초극소 미세파동은 측정할 수 없기 때문에 과학자들은 자기들의 소치를 인정하지 않기 위해서도 기를 부정하는지도 모르기 때문입니다.

기는 그 파장자체를 형이하학적인 개념으로는 실증할 수는 없으나 작용은 하고 있는 극소 미립자 파장까지 포괄해서 광범위한 천지 대우주 전체 에너지를 말합니다. 이 천지 대우주의 전체 에너지의 주인이 하늘에 계시는 하느님이라고 정의합니다.
이 에너지는 천지 우주에 존재하는 모든 기종에서 인간에게 유익을 주는 신비스러운 생명의 기입니다. 천지 우주를 대우주라 하고 인간을 소우주라는 개념으로 사람의 몸을 생각할 때 천지대우주 안에 존재하는 사람의 몸에서 발생하는 하느님의 기가 즉 천기심령 파장기입니다.
이 천기심령 파장기는 우주의 모든 기 중에서도 나쁜 사기를 제한 정기(正氣)이며 암 등 난치성 질병도 치유할 수 있는 가공할 파워를 지니고 있습니다. 형이상학적인 개념의 난치성 질병의 발병원인으로 보는 나쁜 사기에 의한 난치성 질병은 천기심령 파장기로써 감정이 가능하며 아울러 치유할 수 있게 됩니다.

마음과 몸 내부에서 발생하는 발달장애 등 난치성 질병의 원인 규명과 현재의 몸 내부에서 발생하고 있는 소뇌의 성장 상태를 심령 파장기로써 볼 수 있게 되므로 앞으로의 치유과정도 예시 받을 수 있게 됩니다. 현대의학적으로 상태를 촬영할 수 있는 MRI, CT촬영 등과 비교될 수 없이 생생하게 현실 그대로 볼 수 있으므로 상상을 초월하는 결과를 얻을 수 있게 됩니다.

이 원리에 의해서 현대 최신 의료 기술로 치료 불가판정과 시한부 생명 진단받은 난치성 말기 환자를 기적적으로 소생시킬 수 있습니다. 여기에는 하늘에 계시는 옥황상제 하느님의 은총이 반드시 함께 하시게 됩니다.

이 4차원 천기심령 파장기는 일반인들이 이해하기 곤란할 것입니다. 너무 신기하고 신비로운 현상이기 때문에 오히려 본인을 미친 사람이라고 볼 수 있을 것입니다.

그러나 결과가 말해줍니다. 본인은 현대의학으로 치료 포기한 난치성 질병을 이 천기심령 파장기로써 소생시킬 수 있습니다. 이때 현대의료진들의 평가는 "이해할 수 없다. 신기한 기적이다" 라고 밖에 표현할 수 없을 것입니다. 이 신비한 천기심령 파장기에 의한 심령요법의 치유 설명은 천기심령요법에서 간결하게 설명될 것입니다. 이 시간에도 난치성 질병으로 치유불가 진단을 받고 절망감에 빠져 있는 환자와 가족 여러분이 힘내시길 바랍니다.

4) 심령의학 질병 종합 치유 방법

본서 앞에서 거론했지만 중요하기 때문에 다시 한 번 세계최초 심령의학 영체 치유법에 대해서 종합적으로 소개하자면 서양의학 즉 현대의학은 획기적인 질병치료술로써 인류의 건강증진에 이바지한 바는 크다고 할 수 있습니다. 그러나 이에 대한 부작용 또한 많은 것도 사실입니다.

동양의 전통적인 한의학을 예방적인 차원의 치료의술이라고 한다면 현대의학은 임상적인 치료의술이라고 할 수 있습니다. 다시 표현하자면 동양의학 즉 한의학이 인간적이라고 한다면 현대의학은 인간성이 말살된 기계적이라고 할 수 있습니다.

동양의학 한의학은 문진, 맥진에 의한 진단으로 인간의 오장육부의 기 순환 관계에 의해서 치료합니다. 그러나 서양의학은 시초에는 청진기에 의한 진단과 문진에 의한 질병 진단으로 시작하였으나 지금은 MRI, CT 등 기기에 의한 진단 결과에 의해서 화학약품, 방사선 치료술로 암 등 병균을 죽이고 로봇 기계로 수술하는 의술이기 때문에 인간성이 말살된 치료 의술이라고 할 수 있습니다.

이런 과정에서 많은 오진과 약품의 오남용, 방사선 치료 등에 의한 부작용을 인정하고 이제는 현대의학도 한의학, 대체의학 등과 협진 하는 통합의학이라는 새로운 치료의 분야로 변화하고 있는 것이 세계적인 치료의술의 추세입니다.

의학은 사람의 병을 고치는 것이지 기계를 수리하는 것이 아닙니다. 그러나 현세의 현대의학은 암 등 질병의 발병원인도 확실히 알지 못하면서 발생된 암 등 난치병에 대한 임상적인 치료방법만 연구하다 보니 근본적인 치료 즉 완치개념이 되지 못하고 임시적으로 병의 깊은 속 내면은 방치하고 표면만 치료하는 식의 임상적인 치료의술이 되고 있습니다. 그래서 완치라는 개념보다는 5년 생존율로 정의하고 있습니다.

이렇기 때문에 발달장애 치매 등 수천가지의 불치 난치병은 방치되고 환자가 많은 암 등 질병 분야에만 치중하는 상업적인 의술이 되고 있는 현실을 부정할 수 없을 것입니다.

인간의 생로병사는 변할 수 없는 숙명적인 철칙입니다. 모든 생명이 있는 것은 결국은 쇠퇴하게 되어 있습니다. 인간의 생명도 결국은 죽게 되어 있습니다. 병의 근본적인 발병원인을 연구하고 그에 대한 근본적인 근원치료에 의해서 완치하여 무병장수할 수 있게 하는 것이 심령의학의 근본적인 목적입니다.

본인의 심령과학의 심령의학은 현대의학이 밝히지 못하는 질병에 대한 발병원인을 진단 감정할 수 있습니다. 어떠한 진단기기나 문진 맥진도 없이 환자의 몸에 입력되어 있는 병의 발병 근본 원인이나 병의 시초 발생기를 진단할 수 있습니다.

이러한 모든 것은 심령세계에 의한 것이기 때문에 심령과학의 심령의학에 의해서만 가능합니다. 현대의학이 병에 대한 진단 및 치료를 하는 대상이 사람의 몸 즉 육체의 치료이지만 심령의학은 사람의 육체 깊은 곳에 숨어있는 병의 발생원인이 되는 존재가 있다는 개념입니다.

이 숨어있는 존재를 심령의학에서는 영체라고 합니다. 육체는 세포의 분열 등에 의해서 병이 발생하고 결국은 죽게 되지만 영체는 현대의학 MRI, CT등 영상 진단기기에 나타나지 않고 현대의학의 초정밀 진단방법으로도 절대적으로 진단할 수 없는 것입니다.

인간의 육체는 수명이 다해서 죽어도 영원히 죽지 않는 숨어있는 영체(유체)의 존재가 있습니다. 영원히 죽지 않는 존재인 영체는 사람의 육신이 죽게 되면 드디어 영혼의 세계로 떠나갑니다. 심령의 영혼세계에서 영원히 존재하게 되는 것입니다. 이 현상을 유체분리라고 하며 사람이 죽었다는 표현이 됩니다.

어느 종교에서 말하는 영생이라는 말은 육신이 영원히 산다는 것이 아니고 이 영체가 영원히 존재하게 된다는 것입니다. 현재의 과학수준으로는 이 영체의 존재를 밝힐 수 없습니다. 심령과학에서만 가능합니다.

미래과학이 발달하여 이 영체의 존재를 밝히는 시기가 되면 난치암이나 발달장애 치매 등 질병을 완치시킬 수 있으므로 인간의 무병장수의 시대가 올 수 있을 것입니다. 사람의 누구에게나 내재하고 있는 영체의 존재를 심령의학에서는 알 수 있으며 또한 진단 치료할 수 있기 때문에 심령의학의 영체 치유법이라고 합니다.

현대의학이 상업적으로 발달하다 보니 수천가지의 불치 난치병은 방치하고 있는 실정입니다. 심령의학은 약품 등 물질에 의한 치료술이 아니지만 현대의학은 치료약품 즉 항암제 등 치료약에 의한 치료인데 이 약품개발에 문제가 있다고 생각합니다.

질병치료를 위한 신약개발은 실험실에서 불쌍한 생쥐들에게 암 등 질병을 발생시켜서 독한 화학약품으로 실험한 결과 암을 비롯한 세균의 사멸 및 병든 세포가 치료되면 신약이 나왔다고 간주 하고 인간의 육체의 병의 치료약을 개발했다고 호언장담 합니다.

그러나 과연 지금까지 의료계에서 밝힌 수많은 치료약 등이 인간의 질병치료에 얼마나 적용되는지 의문스럽습니다. 본인의 생각으로는 모든 사람들의 질병에 적용되는 것이 아니고 일부의 환자에게 효험이 있게 적용되고 있다고 생각합니다.

인간은 부모로부터 생명을 받았고 용모나 성격 또한 부모에게서 유전되며 질병 또한 부모로부터 상당 부분이 유전됩니다. 부모가 간암으로 사망했다면 자식도 간암이 발생할 수 있는 확률이 많아진다는 것은 의학계가 인정하고 있습니다. TV등에 나와서 잘난체하는 의료인들의 말에 의하면 치료 못할 병이 없을 것 같은데 왜 한국에서 한해 8만명이 암으로 사망하는지는 생각해 봐야 합니다.

여기서 밝히고 싶은 것은 치료의약품 개발 시의 치료대상이 생쥐라고 했습니다. 이 생쥐도 분명한 생명체로써 부모가 있습니다. 이 생쥐의 DNA에 내제되어 있는 생쥐 부모로부터의 유전적인 질병은 알지 못합니다. 어느 한 생쥐에게 암 등 질병치료를 위해서 어떤 약품을 투입해서 치료효과가 좋은 쪽으로 결과가 나와서 의약품으로 개발했다고 해서 모든 환자에게 치료약으로 적용되지는 않을 것으로 생각합니다. 이유는 현대의학과 심령의학의 근본적인 차이점이 있기 때문입니다.

현대의학은 암 등 질병의 발병원인은 세포의 분열 변이 등과 바이러스 세균의 개념에 의한 치료에 초점을 맞추고 보니 생쥐에게 치료약품을 실험시키지만 여기서 분명한 사실은 근본연구 목적은 생쥐를 살리고 치료하기 위한 것이 아니고 사람을 치료하려는 것입니다.

생쥐는 사람이 아니라고 말하고 싶습니다. 현대의학적인 질병의 발생원인은 워낙 다양합니다. 환자의 부모로부터의 유전력, 성장환경, 직업 등과 정신 심인성과 음식 섭취, 기호식품 등 섭생하는 문제 등의 다양성에 의해서 병이 발생할 수 있는데 이러한 모든 문제점이 제외된 생쥐에게 실험한 결과에 의한 약품으로 질병을 치료하는 것이 과연 사람에게 제대로 적용되어 효과가 있을지 의문스럽습니다.

단지 사람과 세포조직이 비슷하다고 해서 세포의 호전되는 반응에 의한 의약품의 효과에 의해서 치료가 될 수 있지만 결국은 다시 재발되는 악순환이 될 수도 있습니다. 사람의 영체는 생쥐의 영체와는 다릅니다. 치료의약품 개발이 생쥐들에게서 실험한 결과에 의해서가 아니고 의학 근본이론에 의해서 치료약품이 개발되었으면 하는 바람입니다.

현대의학이 이러한 문제점들을 해결하고 사람의 영체에 대한 존재를 인식하여 사람의 육체와 영체를 치료하는 심령의학과 협진 하여 발달장애 치매 등 완치의술을 개발하여 많은 사람들을 완치시킬 수 있기를 기대합니다.

심령의학의 질병의 심령치유를 위해서 다음과 같은 비법에 의해서 현대의학의 치료법으로 완치치료 불가한 각종 난치병을 치유할 수 있습니다.

- 심령파장기 감정
- 영체 투시 진단법

- 영체치유법
- 영체 유체 접신 치료법
- 원격 감정 및 치료법 등의 방법으로 치유할 수 있습니다.

① 천기심령파장기 감정

본원의 천기심령파장기의 천기라는 단어는 요즘 흔히 말하는 단순한 기의 개념이 아닙니다. 또한 단전호흡, 명상, 기 치료 등 인체의 인위적인 기가 아니고 태초의 우주생성의 기 즉 신비의 하늘의 기를 말하며 천기라고 표현합니다.

이 천기파장 감정과 심령영혼 감정을 하면 내면 정신세계와 신체 내부의 질병 이상유무 발병원인 등을 알 수 있게 됩니다. 따라서 현대의학적인 소견으로 치료불가 시한부 생명이라는 선고를 받은 사람도 살릴 수 있는 길이 있으므로 난치병은 반드시 치유될 수 있습니다.

천기파장 심령 감정 종류
- 난치성 질병의 발병원인 감정
- 질환의 인체 내부 질환 상태 확인
- 인체내부 투시하여 질병을 발생시키는 원인인 나쁜 기 확인
- 불치 난치병의 발병원인 치유여부 확인감정
- 조상 대대로 유전되는 병 감정
- 환자 본인 심령감정 불가 시는 제3자를 대리하여 모든 감정 및 치유 가능
- 부득이한 경우는 환자 상면 없이 원격 감정 및 치유 가능함

② 심령의학 심령 영체 투시 진단 도법

심령영체 투시 진단 도법이란 심령의학의 신비한 진단 도법입니

다. 본원의 천기 심령의학의 근간이기도 한 도법으로 사람의 신체 몸과 영체, 몸 내부를 투시하여 오장육부의 건강상태와 뇌신경과 골관절계와 모든 신체 내부를 볼 수 있는 도법입니다.

앞서 말한 인간의 몸, 즉 육체가 아닌 제2의 숨어있는 일반인 눈에 보이지 않는 육체인 영체이기 때문에 MRI, CT에는 나타나지 않습니다. 물론 정신세계의 영적인 영가를 위시한 모든 나쁜 존재도 진단할 수 있습니다. 이러한 사실은 현대의학에서는 상상도 할 수 없는 사실이며 믿기도 어려울 것입니다.

영체 투시의 현상은 일반인들은 볼 수 없습니다. 모든 것이 심령의학에 의해서이기 때문입니다. 특수능력의 심령 영매자만 볼 수 있습니다. 일반인들이 문의하여 오는 내용 중에 심령의학을 배울 수가 없느냐하고 문의하는데 터득할 수는 있습니다. 마음을 비우고 심령세계를 연구해서 천기의 혜택을 받게 되면 가능합니다.

본인과 같은 심령과학의 심령의학 치료를 하는 사람이 국내에는 없는 걸로 알고 있습니다. 국내에 몇 사람의 심령치료사는 있는 걸로 알고 있습니다. 그러나 본인의 심령의학 치료도법과 심령치료사와는 근본적으로 다릅니다. 심령치료사는 영적인 분야의 영가에 의해 발병된 심인성 질병 등의 치료에 국한되지만 본인의 심령의학 치료는 현대의학으로 질병 분류된 모든 불치 난치성 질병치료가 해당될 수 있습니다.

본인의 천기 심령의학 치료법의 진행순서 중에 치료 앞 단계이거나 최초 질병 진단 단계에서 필요시는 심령영체 투시진단을 할 수가 있습니다. 특히 원인불명의 각종 난치성 질환과 희귀성 질환 및 뇌신경 장애에 의한 질병인 지적 발달장애 등 모든 정신 뇌신경 계통의 진단에서도 절대적으로 필요한 진단 도법입니다.

최신 진단기기인 현대의학에서의 MRI, CT 등 진단에서는 불치 난치병의 발병 원인을 확실히 알 수가 없습니다. 오로지 발병 현상만 볼 수 있습니다. 그래서 불치 난치병으로 분류합니다. 발병 원인은 심령의학에서만 확실히 알 수 있으며 볼 수 있습니다.

발달장애, 지적장애, 치매 등 뇌신경 장애 질환은 심령의학에서는 심령 영체 투시 진단 도법으로 뇌신경의 어느 부위가 막혀 있거나 꼬여 있거나 또는 뇌신경이 함몰되어 뇌 조직이 형성되지 않았는지를 확실하게 알 수 있습니다.

이 진단에 의해서 심령의학 도법으로 현대의학의 MRI, CT 등의 진단에서 잘 나타나지 않는 미세한 뇌신경 내부를 확대하여 뚫는 치료를 하게 됩니다. 이러한 내용은 현대의학의 개념으로는 도저히 이해되지 않을 것입니다.

4차원 세계는 시간과 공간을 초월하기 때문에 MRI, CT 등으로도 나타나지 않는 영체의 뇌신경 내부의 공간도 크게 확대하여 큰 구멍을 만들어 치료할 수 있습니다. 그래서 현대의학의 진단에서는 나타나지 않는 막힌 부위를 찾아낼 수 있으며 뚫어서 치료합니다.

이러한 치료는 정확한 영체투시로 현대의학에서는 불치 난치병으로 분류된 모든 질병의 진단이 가능합니다. 부득이한 경우는 환자를 직접 상면하지 않고도 신체 오장육부와 영체의 진단을 할 수 있는 특수원격진단이 가능합니다.

③ 심령의학 영체 치유 도법 S.M.R(Soul Medicine Remedy)

S.M.R 심령의학이란 이탁포 본인이 세계유일하게 주창한 심령의학 학문으로 일반인들에게는 생소한 분야로 심령론에 의한 논리입니다. 심령론이란 영혼세계의 심령이 3차원 현세의 물질계에 신비적 형상을 일으킨다는 힘의 논리입니다.

또한 3차원 현세의 임상의학적인 질병치유에 반하여 4차원 심령 영혼 세계의 신비적 치유 형상을 일으키는 성령 기적적인 질병 치유의학 논리입니다.

앞서 심령과학의 심령영체 치료법에 대한 개념설명을 했습니다. 더욱 구체적으로 심령의학 치료에 대해서 거론하고자 합니다.

사람의 질병의 원인에는 의학적인 것과 영적인 것이 있습니다. 이 영적인 원인이란 즉 영체(유체)에 의한 질병 원인이라는 말입니다. 이러한 영적인 원인에 의한 질병은 현대의학적 의술로는 치료가 거의 불가능합니다. 이것은 심령의학치료가 맡아야 할 분야이며 또한 영혼이 존재한다는 사실을 분명히 증명하는 것이기도 합니다. 이와 같이 영적인 원인의 암 등 기타 불치병이나 질병 등의 고통이나 육체적인 장애, 정신적인 고통을 고치는 현상을 심령의학 영체치유도 법이라고 합니다.

최근 암으로 사망한 의학박사 및 재벌 등의 경우가 바로 영체에 의한 암이라고 할 수 있습니다. 현대의학의 의술로는 완전한 치료가 되지 않기 때문입니다. 이때는 심령의학과 현대의학이 협진하면 반드시 좋은 치료 결과를 볼 수 있습니다.

현대의학은 불치 난치병에 대한 완화요법의 임상치료이지만 심령의학은 근원적 치유 요법입니다.

심령의학은 국내 및 외국의 세계 어디에 있는 어떠한 환자라도 환자를 직접 상면하지 않고 진단 및 치유가 가능합니다. 치료약 등 일절의 임상의학적 치료행위가 필요 없이 현대의학 병원에서 치료 난치 불가한 각종 질병을 치료할 수 있는 신비의 특수 원격 성령기적 치료도법이므로 반드시 난치암 등 불치 난치병 치료를 할 수 있습니다.

천기 심령의학 치료도법이란 천도원 거사 이탁포 본인이 수십 년 연구 터득한 치료도법으로써 현대의학 병원의 과학적인 진단, 수술, 투약하는 임상의학 치료행위의 치료의술과는 근본적으로 다른 치료도법입니다. 부득이한 경우는 환자를 상면하지 않고 치료하며,

치료의약품이나 건강식품복용 등 일절의 물리적인 치료행위가 아니며, 기존의 대체의학 치료요법 등과도 완전히 다른 세계 최초이며 유일한 4차원 특수 성령기적 치료도법입니다.

현대의학이 만능으로 생각하는 MRI, CT 등 3차원 영상에 의한 치료술의 현대의학 상식으로는 도저히 이해할 수가 없고 상상도 할 수 없는 신비의 4차원 신(神)의학의 천기 심령의학 치료도법은 각종 불치병을 치료할 수 있습니다.

환자 개개인마다 불치병의 발병 원인이나 치료방법이 전부 다르기 때문에 원칙적인 치료방법은 상세히 공개할 수 없으며 대략 3~6개월 정도면 호전되는 현상을 확실히 볼 수 있게 됩니다.

심령과학의 천기 심령의학 비법에 의해서 일절의 현대의학적인 약품이나 물리적인 치료술이 아니고 단순 심령의학으로 발달장애, 치매, 틱장애 등을 치료할 수 있습니다. 부득이한 경우는 아예 환자를 직접 상면하지 않고 원격으로 치료 가능하니 현대의학에서 어떻게 인식할지 의심스럽습니다.

④ 심령의학 영체(유체) 접신 치료법

앞서 심령 영체 투시 진단도법에서 밝힌바와 같이 사람의 몸은 눈에 보이는 육체와 MRI, CT등에도 나타나지 않고 눈에 보이지 않는 영체가 있다고 설명했습니다. 눈에 보이는 육체와 눈에 보이지 않는 영체가 합일되어 한 몸으로 되어 있습니다. 이 육체와 영체 중 한 몸에서만 이상이 생겨도 신체적인 질병이 발생하게 됩니다.

그러나 현대의학은 눈에 보이는 육체만 치료하는 의술이기 때문에 절반 밖에 치료할 수 없는 것이라고 할 수 있습니다.

심령의학에서는 현대의학에서 알 수 없는 영체와 실제 신체인 육체를 전부 치료하는 개념입니다. 물론 영체를 치료하므로 육체의 질병치료가 효과를 극대화 할 수 있다는 논리입니다. 의학적인 상식을 벗어나는 치료가 됩니다. 현대의학 병원치료술과 협진하면 치료 효과가 상상을 초월할 수 있습니다.

국내에 거주하는 사람도 중환자로써 거동하기 힘든 경우나 외국에서 거주하는 사람으로서 천도원을 방문하기 힘든 경우는 본인이 없어도 원격으로 심령 영체 투시 진단하며 그 결과에 의해서 원격치료를 할 수 있습니다. 4차원의 세계는 심령세계로써 시간과 공간을 초월하므로 같은 공간에 존재하는 원리입니다. 영체를 천도원에 오게 해서 진단하는 방법과 사람이 거주하고 있는 서울이나 외국에 투시하여 진단하는 방법이 있습니다.

이 원리와 같이 치료 역시 실제 사람은 서울이나 외국에 있지만 눈에 보이지 않는 영체를 천도원에 오게 해서 접신하여 진단 치료하는 원리입니다. 이때 일시적으로 유체분리 현상을 유발해서 치료하게 되며 실제로 치료가 됩니다. 앞서 말한 심령치료의 원리에 의해서입니다.

실제 신체 몸은 서울이나 외국에 두고 온 유체 분리된 영체 즉 사람의 혼과 대화도 가능합니다. 그러나 너무 중한 환자일 경우는 유체 분리하지 않고 치료하는 원격 심령 영체 치료를 하게 됩니다. 이러한 원격 심령치료는 세계 유일한 심령의학의 근간이기도 합니다.

이 원격 심령치료로써 국내 및 세계 각국에 있는 암을 비롯한 각종 불치, 난치병을 치료하여 본인의 남은 생을 인류 건강 복지에 공헌하고자 합니다.

⑤ 심령 원격 진단 치료요법의 개념(환자를 상면하지 않고 진단 치료하는 요법)

본 원의 천기심령의학 치료도법이 심령과학 4차원 세계 치료도법이라고 할 수 있는 것은 환자를 만나지 않고 치료하는 원격 치료도법이기 때문입니다. 일반인들이나 현대의학에서 믿기가 어렵고, 이해하기 곤란한 요법임에는 틀림이 없을 것입니다.

많은 환자들이 문의해 오는 분야입니다. 어떻게 환자를 만나지 않고도 각종 암 질환과 각종 불치 난치병의 진단이 가능한가, 또한 환자를 만나지 않고도 각종 질병을 낫게 한다니 의학 이론상 맞지도 않고 지금까지 듣지도 보지도 못한 황당한 미신적인 이야기라고 치부할 것입니다.

여기서 좀 더 추가로 밝히고 싶은 것은 모든 질병 진단의 기본이 되는 환자의 현재 체온, 혈압 등의 수치도 국내나 일본 등 세계 어느 나라 환자라도 직접 상면하지 않은 상태에서 감정이 가능합니다. 심령의학의 질병 치료시 보조치료의 기본이 됩니다. 이러한 사실은 더욱 믿기 어려울 것입니다.

그러나 심령과학의 심령의학 치료도법에서는 확실히 가능합니다. 일반인들이 영화나 TV 등에서 드라큐라 귀신이 나오는 내용 같은 것으로 오해할 수도 있을 것입니다. 귀신이 나와서 아픈 사람을 낫게 하는 단순 오락삼아서 보는 무속세계의 영적 과장표현과는 완전히 다릅니다. 절대적으로 미신적이 아닙니다. 이래서 심령과학의 원격 진단과 심령의학 치료개념을 말하기에 앞서 현대과학의 전자파장에 대한 설명이 필요하겠다.

심령과학의 원격진단이라는 것은 사람을 직접 상면하지 않고 한국 국내 및 일본이나 중국, 미국에 있는 환자도 진단 치료할 수 있는 치료도법입니다. 이러한 것을 현대과학 개념으로 이해하기 힘들다면 현대과학의 전자파장 원리는 어떻게 이해할 수 있는지 의문스럽습니다.

다음과 같은 내용들은 일반인들이 알고 있는 사실들입니다.

- 전화선이 없는 휴대폰으로 세계 어디에 있든 연락이 어떻게 가능한가?
- TV, 오디오 등 전자기기에 멀리 떨어져 있어도 리모컨으로 작동이 되는가?

누구나 알고 있는 이러한 내용을 설명하는 이유는 몇십 년 전만 해도 상상도 할 수 없는 신기한 일들을 지금은 무의식적으로 누구나 사용하고 있으며 또한 알고 있는 사실입니다.

왜냐하면 과학의 지식이 교육이나 홍보에 의해서 일반화 되어 있기 때문에 몇 십 년 전만 해도 아무도 믿지 않을 신기한 일이지만 지금은 의심 없이 무의식적으로 사용하고 있습니다. 이 모든 것의 원리는 현대과학의 전자파장 원리에 의해서입니다. 심령과학에서는 현대과학의 전자파장과 같은 원리인 심령과학의 파장기라고 정의합니다. 심령과학의 원격진단 치료원리는 파장기에 의해서입니다.

현대과학 전자파장의 작동원리가 전자파 관련 기기에 입력되어 있는 전자 작동 센서에 의해서와 마찬가지로 심령과학도 입력되는 고유파장이 있어야 합니다. 이것은 현대과학 전자파장의 전자 작동 센서와 같은 원리이므로 사람을 직접 만나지 않고 접촉하지 않아도 한국이나 일본, 중국, 미국 등 세계 어느 나라에 있어도 원격 진단 치료할 수 있는 것입니다.

심령과학의 입력되는 고유파장은 사람의 정확한 이름과 나이 살고 있는 주소 등의 기본적인 인적사항이 사람의 고유파장 입력 시에 중요합니다. 이것이 현대과학의 전자파장의 전자 작동 센서와 같은 역할을 합니다. 앞서 설명했지만 심령과학의 원격치료 도법의 근간은 천기 심령의학 치료도법의 파장원리에 의해서입니다.

인간 세상의 모든 정보는 하늘에 입력되어 있습니다. 4차원 세계는 시간과 공간을 초월하는 형이상학적인 분야이기 때문에 부산과 서울 또는 한국이나 일본 등 전 세계 어떠한 나라에 있더라도 거리의 개념이 없습니다.

부산과 서울이 같은 공간이며 한국과 일본, 중국도 같은 공간이라는 개념입니다. 그러나 공간이라는 개념은 개체를 구분하기 위함이지 사실은 동일체의 개념입니다. 부산, 서울, 일본, 중국 등 세계 각국의 지도상의 위도개념이 아니고 한 몸으로 묶여있는 동일체라는 이론입니다. 3차원 현실세계의 형이하학적 안에 형이상학적 4차원 세계가 공존해 있다고 설명할 수 있습니다.

⑥ 파장원리와 감응 원리

원격감정 및 치료의 개념은 파장 원리와 감응 원리에 의해서입니다. 감응원리는 전자파 관련 기기에 입력되어 있는 센서와 같은 원리입니다.

파장이란 눈에 보이지 않는 과학의 세계입니다. 우리 주변에 존재하는 생물이든 무생물이든 모든 형상의 물체에는 그것들이 존재하는 원소의 결합으로 되어 있습니다. 물은 $H2O$, 금은 Ag, 철은 Fe 등과 같이 단일 또는 여러 가지 원소들로 화합하거나 결합체의 형태로 되어 있습니다.

생물인 사람도 여러 가지의 물질의 원소로써 구성되어 있으므로 화합 결합된 특성을 지닌 생물체의 인간으로 태어나 끝없이 대사과정을 통하여 화학변화를 일으키므로 끝없는 파장을 발생하고 있습니다. 무생물이든 인간을 위시한 생물이든 간에 모든 물질을 구성하는 원소의 중심에 원자핵+이 있고 그 주위를 전자−가 회전하고 있기 때문에 눈에는 보이지 않지만 분명히 전자파장이 발생하고 있다고 과학적으로 밝히고 있습니다.

현대과학의 이 전자파장을 심령세계에서는 본인은 문자파장과 염력파장이라고 요약합니다. 세상만물에는 고유의 각기 다른 파장이 존재하므로 사람도 전부 다른 각기의 고유파장 속에서 살고 있습니다. 천기심령의학에서는 이러한 원리에 의해서 사람 각자의 가지고 있는 고유파장을 입력하여 4차원 세계 심령과학의 심령학에 의해서 원거리 원격 감정 및 치료가 가능합니다. 감정 시에는 인적사항 고유파장이 있어야 합니다.

심령세계의 문자파장과 염력파장이란 현대과학의 전자파장과 같은 원리입니다. 즉 사람의 이름을 쓰게 되면 그 사람의 모든 것이 입력됩니다. 즉 종이에 사과나 배 등 과일 이름을 쓰게 되면 그 종이는 단순한 종이가 아니고 사과나 배가 된다는 것을 문자파장 감정에서 알 수 있습니다. 정확한 인적사항 즉 고유파장이 입력되어야 하므로 환자가 방문 불가 시는 가족이라도 한번 방문하는 것이 정확하고 효과적입니다. 이때 정확한 인적사항이 입력되어야 원격치료를 할 수 있게 됩니다.

그러나 부득이한 사정으로 사람을 직접 만나지 않고 원격감정 치료 시는 정확한 인적사항이 필요합니다. 여기서 정확한 인적사항이란 천기명과 거주하는 주소가 확인되어야 합니다. 여기서 천기명이란 천도원 특수비법으로 알 수 있습니다. 천기명이란 하늘에 입력되어있는 이름입니다. 사람은 누구나 죽게 마련입니다. 심령과학이 영계의 세계와 관련 있는 학문이기 때문에 영원불변의 원칙에 입각하면 생리적인 육체의 생명이 끝나는 죽음 이후도 계속적으로 영혼의 세계에서 존재하게 되며 이 때 부르는 이름을 말하며 살아있을 때의 이름과 다른 경우도 있습니다. 대체적으로 생존 시의 이름입니다. (개명하기 전의 본명이 대체적이다.)

앞서 말한 파장논리에 의해서 사람도 각자의 파장이 발생하고 있습니다. 예를 들어 한국의 홍길동이라는 사람과 일본의 스즈키라는 사람이 있다고 가정했을 때 홍길동이나 스즈키라는 이름의 사람은 한국이나 일본에 많이 있을 수 있습니다. 그러나 한국의 홍길동이나 스즈키라는 사람의 부/모 이름이나 조부/조모 등의 이름은 똑같은 경우는 없다고 봐도 됩니다. 그래서 인적 감정 시는 본인의 이름과 부/모의 이름이나 자식의 이름이 필요합니다. 또한 현 거주 주소와 이전에 살아온 주소도 필요합니다. 질병발생의 원인이 되는 나쁜 기가 있을 때 동티의 존재를 알아내기 위해서입니다. 대체적으로 동티의 나쁜 사기에 의한 경우가 많으며 이의 감정은 천도원 염력 문자 파장 감정에서 알 수 있습니다. 물론 영적 심령 감정의 기초가 될 수 있습니다.

세계 어느 나라에 있는 사람이라도 정확한 고유파장 감정이 되면 천기에 의해서 서울이나 외국에 있는 사람의 고유파장을 입력하여 어떠한 질병도 치료할 수 있습니다. 고유파장 입력은 심령의학 비법입니다.

미국이나 일본에 있는 환자나 한국 내에 있는 환자도 마찬가지입니다. 본원의 원격치료 개념을 완전히 상세하게 소개하기는 힘듭니다. 워낙 고차원적인 심령치료 분야이기도 하지만, 본인의 심령의학을 흉내 내어 많은 물의를 일으킬 우려가 있기 때문입니다. 즉 사람에게 도움을 줄 수 있은 일과 반대로 해칠 수도 있기 때문입니다.

심령의학의 감정 및 질병치료 등의 모든 행위는 신비의 파장에 의해서입니다. 이 파장은 일반적인 기가 아니고 하늘에 입력되어 있는 모든 정보관리가 가능하므로 본인은 천기파장이라고 하고 심령의학의 치료시 간절히 바라는 마음을 염력이라고 하고 이 때 발생되는 파장을 천기염력파장이라고 하며 심령의학의 모든 치유의 근간이라고 할 수 있습니다.

본인에게 이러한 능력을 하사해주신 하늘에 감사하며 세계 유일한 심령의학 영체치유법으로 본인의 남은 여생을 다해서 치유 봉사하겠습니다.

질환치유 책임보증

– 질환치유 책임보증 –

질환치유 책임보증이란 치유효과에 대해서 책임을 져 준다는 뜻입니다. 발달장애나 치매 환자의 부모나 가족이 되어 보지 않고서는 말로 다 표현할 수 없는 그 지긋지긋한 고통은 상상할 수 도 없습니다.

뚜렷한 현대의학의 치료 대책도 없지만 그래도 최선을 다해서 기약 없는 치료와 수발에 온 가족이 매달려서 밤낮 없이 신경을 곤두세우다 보면 지칠 대로 지쳐서 짜증만 나게 됩니다. 많은 시간과 기약 없는 치유경비 때문에 재산이 탕진되어 패가망신하는 경우가 너무도 많습니다.

특히 발달장애의 경우 자식을 위하는 부모의 심정은 환자 자신보다 하루라도 더 살기를 바라는 마음은 누구나 같을 것입니다. 그래서 부모의 심정을 이해하고 도와주기 위해서 본인의 천도원은 현대의학적인 전문기관, 여러 가지 종교적인 방법이거나 또 치유민간단체 등의 치유전문가들이 아무도 실행하지 않는 치유책임보증을 해준다는 뜻입니다. 치유 시작 전 치유책임제 약정을 한 환자로서 1차 호전치유기간인 6개월이 경과해도 증세에 아무런 개선변화가 없을 시는 책임을 져준다는 것입니다. 치유 책임제의 1차 호전치유란 증세가 완전히 치유된다는 것은 아니지만 반드시 증세에 호전변화가 생기고 이후부터 서서히 호전치유 되어 간다는 상태를 말합니다. 분명히 호전치유를 할 수 있기 때문이다.

  그럼으로써 기약 없는 질환자의 치유에 아까운 시간과 재산을 더 이상 허비하지 않게 하고자 합니다. 본인은 지금 이 시간에도 발달장애 치매 질환자의 치유에 고통을 받고 있는 가족들에게 "희망을 가지세요"라고 위로하고 싶고 "반드시 나을 수 있다"는 확신을 심어주고자 합니다.
  그러나 자폐성 발달장애의 발병시기가 10년 이상 된 환자의 증상 호전치유는 장기간의 시간이 필요합니다. 또한 고령의 치매환자는 치유되는 시간과 증세의 호전 변화되는 시간이 젊은 환자보다는 지연될 수 있습니다.

심령 감정 방법

[심령 감정 방법]

1) 감정 결과는 즉시 확인이 가능하지만 특수한 경우는 2~3일 정도 소요된다.
2) 본인이 내원 불가 시는 배우자, 형제자매, 자녀, 부모 등 친고자가 대신 내원하여 감정을 한다.
3) 본인 및 친고자 내원도 불가 시는 FAX나 이메일 또는 전화로 환자의 인적사항에 의한 감정을 한다. 외국에 거주하는 환자도 FAX나 이메일 또는 전화로 접수하여 감정을 한다. 환자가 질병 치유를 위해서 본원에 상주하는 것이 아니고 각 가정에서 정상적인 생활을 할 수 있다.
4) 환자의 질병치유를 위한 투약이나 침, 뜸 등 물리적인 행위가 일절 없으며 아예 환자를 상면하지 않고 원거리로 치유하는 특수 치유비법이다.
5) 외국에 거주하거나 내원 불가시 감정을 위한 인적사항

환자성명(본명) :	
개 명 :	
생년월일 :	
성별(남, 여)	
질병명 :	
병원진단 :	
발병년수 ( )년	
현 거주소 :	(거주 년)
전 거주소 :	(거주 년)

6) 환자 직계 가족 인적 사항

환자와의 관계 :	
성 명 :	
생년월일 :	
음력생일 :	
양력생일 :	
생사여부 :	
비 고 :	

7) 환자가 결혼한 경우는 직계가족 주소와 처가 및 부인의 친정 직
   계가족 주소 및 인적사항

성 명 :	
생년월일 :	
생사여부 :	
환자와의 관계 :	

천도원 거사 이탁포
부산원 주소 : 부산시 동구 초량2동 465-19 영진빌딩 4층 부산역 건너편
전   화 : (051) 466-2468   팩   스 : (051) 466-9665
휴대전화 : 010-3882-2463
Daum카페, Naver카페, 유튜브의 "심령의학 천도원"
Daum카페 "발달장애치유센터", "치매치유센터"
Naver밴드 "심령의학 천도원"
E-mail : gwanggyu2463@hanmail.net
日本 E-mail : tendoin@naver.com

6개월 증상호전 치유비법

발달장애와 틱, 치매는
치유될 수 있다

1판1쇄_2020년 10월 20일

지은이_ 이탁포
발행인_ 신성호
발행처_ 도서출판 보교

등록번호_ 제2017-000003호
주소_ 부산광역시 동구 중앙대로 180번길 12-11, 2층
전화_051-463-6093
팩스_ 051-462-4867

값_ 10,000원
ISBN 979-11-960580-5-0